健康美丽从喝做起

各种纯天然食材，做出的美白、瘦身

蔬果汁、粥、汤、羹、茶……

让你做个水当当的完美女人

女人这样喝 轻轻松松白瘦美

张卫东　陶红亮◎等编著

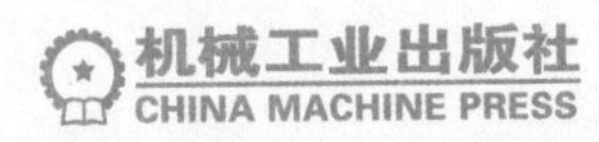

本书讲的是生活中的一个重要方面：女性该喝什么，怎么喝。喝不仅与美丽瘦身关系密切，更与健康有着千丝万缕的联系，可以说是追求健康和美的前提。本书从女性所需的营养物质入手，详细介绍了每种营养素的功效和作用，不但能够让读者明白身体的生理特点，还能使女性朋友对自己的身体做出准确的判断。书中对每种饮品进行了详细的讲解，包括饮品的营养价值、饮用方法、饮用禁忌等，能够从根本上纠正广泛存在于女性朋友中的错误认识，改正不良习惯。书中用大量的篇幅列举了很多食谱，而且把这些食谱按照不同的种类，划分得十分清楚。绝大多数食谱的主料都很常见，制作方法也颇为简单，不但能够为身体补充多种营养，还能为生活创造一份精致。

图书在版编目（CIP）数据

女人这样喝：轻轻松松白瘦美 / 张卫东，陶红亮等编著．—北京：机械工业出版社，2013.11

ISBN 978-7-111-44650-7

Ⅰ．①女…　Ⅱ．①张…　②陶…　Ⅲ．①饮用水-关系-女性-健康　Ⅳ．①R123.5

中国版本图书馆 CIP 数据核字（2013）第 260399 号

机械工业出版社（北京市百万庄大街 22 号　邮政编码 100037）
责任编辑：章　钰　　　　版式设计：张文贵
责任印制：李　洋

三河市国英印务有限公司印刷

2014 年 1 月第 1 版·第 1 次印刷
169mm×239mm·12.75 印张·188 千字
标准书号：ISBN 978-7-111-44650-7
定价：29.80 元

凡购本书，如有缺页、倒页、脱页，由本社发行部调换

电话服务	网络服务
社服务中心：（010）88361066	教材网：http://www.cmpedu.com
销售一部：（010）68326294	机工官网：http://www.cmpbook.com
销售二部：（010）88379649	机工官博：http://weibo.com/cmp1952
读者购书热线：（010）88379203	**封面无防伪标均为盗版**

前　言

经济的发展，使养生和健康注定会成为人们关心的主题。俗话说“民以食为天”，但是在食之前还有饮，严格来说，饮比食还重要。我们知道，生命离不开水，而饮就是保证身体内水分充裕的主要方式。当然，饮的作用还不止于此，饮品中还有很多的营养物质，这些营养物质在人体中发挥着重要作用。人体的多种疾病也都是因为饮出现了问题。很多女性朋友减肥效果不明显，美白结果不满意，也都是因为她们只注意到了食，而没有注意饮的结果。

在现实生活中，有各种各样的饮品可供女性朋友选择。果汁、蔬菜汁、粥、汤、羹，还有其他各种饮料，这些都会为我们的身体补充水分和营养物质。但是“饮”并不仅仅指“喝”，不是说会“喝”就可以了，其中还有很多需要注意的地方。调查结果显示，很多女性朋友喝饮品的方式都不健康，而能够通过饮来达到美白减肥的实例更是少之又少。更可怕的是，很多女性朋友还因为饮的方法不正确，没有选择适合自己的饮品而患上各种疾病。

随着科技的发展和人们对肥胖、瘦身、疾病的研究越来越深入，人们也逐渐知道了饮对人体的重要性。对于想要通过饮来达到美白、降脂效果的女性来说，首先要纠正的是自己错误的饮食习惯，这是健康的基础，也是美的基础。然后才是正确选择饮品。

本书共分为九章，其中前两章主要介绍的是基本生理常识和饮品常识，后七章主要讲的是各种各样的饮品。如此分章清晰明了，能够让读者更快地找到自己需要的东西。而且本书在叙述过程中没有使用长篇累赘的化学成分介绍、药理介绍，而是用浅显易懂的语言，把其中的营养素及其作用介绍清楚，规避了高深复杂的化学、生物知识，使广大女性朋友在轻松阅读中就能掌握必要的知识。

前两章主要讲述了水以及各种营养素对人体的重要性和它们与疾病的关系。清晰、细致而又通俗易懂的介绍，能够使女性朋友快速了解自己身体存在的问题，准确地知道需要补充的营养物质。第二章对生活中的常见饮品按照不同的类别，做出了详细的阐述，不但介绍了它们的营养价值，还指正了很多错误认识。不仅为女性朋友补充相关知识，还能帮助她们修正不正确的生活习惯，使她们把握饮的大方向，避免一些疾病。

后面关于各种饮品的介绍菜谱部分是本书的重点，也占据了很大的篇幅。每种食材都有多种食用方式，我们从大量的食谱中做出了精心筛选，在书中所列举的各种食谱中，绝大部分的食材都是市场上常见的，而且做法简单，还能保证其中的营养价值，能够为整天忙碌的女性最大限度地节约时间。尽管都是菜谱，我们还是按照饮品的种类进行了详细划分，能让读者找到自己的兴趣点，而且把同种类的饮品规划在一章中，能让读者更清楚地明白其功效和价值。

每一种饮品不但讲解了具体做法，而且还对食材的营养价值做出了详细介绍。不但能够让阅读本书的朋友明白这道菜谱的功效和作用，还能让读者对食材有一个清晰全面的了解，让食物更好地为我们服务。本书中的细节提示也做得十分精巧，主要介绍食材和菜品的食用禁忌。不可否认，每种食材都有它的适用范围，并不是任何人都适合食用。如果不注意，很容易引起病症，给身体带来不适，知道不适宜的人群和食用禁忌，比知道如何饮用更重要。

对于广大的女性朋友而言，追求美丽是其天性，而美丽的容颜并不意味着要牺牲身体的健康。一旦身体受到了严重伤害，再去想办法弥补会非常难。而且我们的身体无时无刻不在经受着疾病的考验：营养摄入不足会导致营养不良；食物中的毒素和垃圾物质不及时排除会导致疾病；强烈的阳光、被污染的空气也是病痛的根源，给我们的生活带来了极大的威胁。

要知道，美丽在食物中，同样健康也在食物中，所以古人有“药食同源”的说法。吃对食物，永远是最好的美容养颜方式。本书从多个角度、多个方面进行了详细说明，包括美白、瘦身、祛病、保健强身等，让读者能够根据自身的特点和需要进行选择。

每种饮品都有它的饮用时间，比如粥、汤是正餐的必备饮品；果汁、蔬菜汁是日常生活的有效补充；美酒和茶品是休闲时间的伙伴。本书在这些方面都做了详细说明。把这本书看透、用好，就能在正餐、佐餐、休闲的一天时光中，喝出靓丽的容颜。

让这本书帮助你塑造美丽和健康，创造一个优雅完美的你。

最后，感谢陈振、张绿竹、张莉萍、隋珂珂、李伟、谭英锡、刘毅、刘新建、赖吉平、朝明明、程绪、李文竹、王丹昵、张艳梅、王亚娟、陈蕊、戴小兰、李洋、杨珩、张莉艳在本书编写过程中所付出的努力。

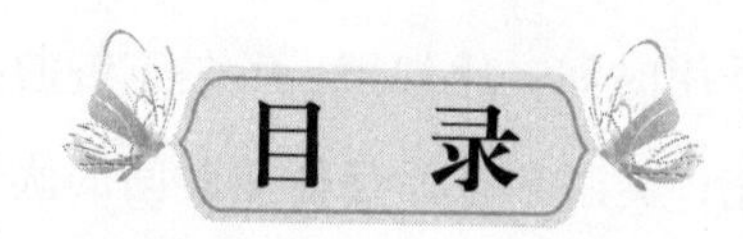

目录

第三章　最美味的果汁饮品

哪种饮品最受女性朋友欢迎？估计非果汁莫属。果汁的主要原料是常见的水果，酸酸甜甜，不但能补充多种维生素，还能增强人们的食欲。当然，女性朋友喜欢喝果汁还另有原因，那就是果汁的热量非常少，在美白肌肤的同时，还能让女性朋友轻松地苗条起来。

第四章　排毒养颜瘦体的蔬果汁

从整体上看，蔬菜的营养价值要高于水果，所以蔬菜汁也就成为我们生活中不可或缺的饮品。但是蔬菜汁的口感要比果汁差许多，往往需要加入一些水果来调节口味，这不仅能改善蔬菜汁的口感，还增加了其营养物质，也就造就了美味养颜的蔬果汁。

第五章　让粥膳成为你的身体好友

我国的很多地区，都有喝粥的饮食习惯。与蔬菜汁和果汁相比，粥的取材范围广，从传统的五谷到食材中的肉类、海鲜，都能作为粥的原料，这更提升了它们的营养价值。不同的原料制作出了不同的粥膳，让你的身体更健康。

第六章　越饮越美丽的滋养靓汤

与粥相似，汤的原料范围也十分广，种类数不胜数。所有的汤都有一个共同的特点：营养物质丰富，且更易于人体吸收。这也是为什么有人说汤是人体第一大补药的原因。对于身体需要调整而又想瘦身美白的女性来说，汤是绝对不能缺少的饮品。

第七章 美肤减肥的时尚羹

严格地说，羹也属于汤的一种，之所以单独把它们归为一类，是因为羹有着自己的特点。羹一般都是糊状、冻状的，基本做法也是蒸炖，与汤的主要区别就是羹比较稠。羹大体可分为肉羹和蔬菜羹两种，但无论哪种羹都十分精致，营养功效也不可小觑。

第八章 精致浓香的保健茶

茶是世界三大无酒精饮料之一，也有一定的药用价值，我国很早就有用茶来解毒的记录。世界范围内的很多人也都有饮茶的习惯。但是并不是所有的人都知道，不同的茶功效也不同，适应的人群也不完全相同。根据自己身体的需要来选择茶，才能保证茶的保健功效。

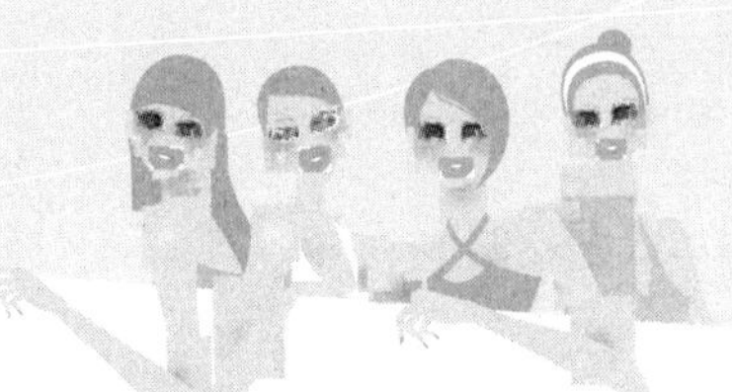

第一章

美丽健康，从饮开始

人体中哪种物质含量最大？毫无疑问，肯定是水。水是生命活动的基础物质，但只有水还不够，生命的正常运转还需要多种营养物质，缺少了其中的任何一种，人都会患病。追求美丽与健康，不但要了解这些营养物质对人体的作用，更要了解我们自己。

水是生命之源

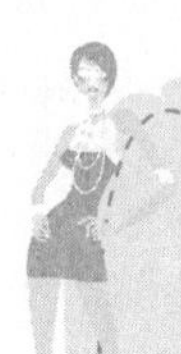

在偌大的宇宙中，为什么只有地球上才有生命呢？虽然生命的存在是诸多因素共同影响的结果，但是任何人都不能否认，水在其中起到了决定性的作用。地球表面有70%的面积被水覆盖着，它们是生物生存的根本，没有一种生物能够离开水而生存。

科学研究表明，水占据人体体重的70%左右。人体的血液、眼球、受精卵含水量都在90%以上；肌肉、肺、脾脏、肠道的含水量都在70%以上；肾脏含水量在80%以上；就是坚硬的骨头，其含水量也在12%～20%，可以说是水构成了我们的生命。而且水不仅构成了器官组织，还在生命活动中发挥着重要作用，与生命、疾病和死亡都有着重要关系。要健康美丽，首先要为身体补充足够的水分。

水对生命的重要作用

1. 帮助消化

我们所吃的食物，经过牙齿打磨和咀嚼，变成了小颗粒；这些小颗粒与唾液充分混合后，被运送到胃，然后在肠道内被消化吸收。经过很多道精细复杂的程序之后，食物中的营养素才能真正进入人体。而整个过程都有水的参与，没有了水，整个过程就无法进行，消化则无从谈起，生命也就不复存在。

2. 平衡体温

人是恒温动物，但外界的环境却在不断变化着，水就在调节体温中扮演着重要的角色。夏季天气炎热，人体的血液会加速流动，同时人体内的水也会流到皮肤表面，并通过汗腺排出体外。水分在体表蒸发，带走了身体的热量，人体的温度就会下降。冬天天气寒冷，汗腺紧闭、血液循环减慢，水分储存在体内，减少了热量的散失，维持了体温。体温对人体来说十分重要，恒定且适宜的温度是保证酶活性的关键，更是生命正常活动的基础。

3. 维持新陈代谢

人体的每个器官和组织都在不停地进行新陈代谢，这是生命的标志。在新陈代谢的过程中，需要水分参与才能进行。另外，细胞是新陈代谢的主体，而水分是构成细胞的重要物质。只有水分充足，代谢才能正常进行。

4. 运输作用

生命需要各种营养物质，而这些物质的运输是由水来完成的。肺部扩张吸入的氧气，消化系统消化吸收的养分，都要通过水才能送到身体的器官和组织中。水能够与蛋白质、氨基酸、维生素等物质参与各种生理活动和代谢，这部分称为结合水；还有一些水呈游离态存在，称为自由水。可见水的巨大作用。而且人体代谢会产生各种各样的废物、毒素，这些有害物质会积聚在身体中，很容易导致各种疾病。水能够溶解这些有害物质，并把它们运输到排泄系统，排出人体。

水与疾病、死亡的关系也非常密切，就像水和健康、生命的关系一样。随着科学研究的深入，人们发现，人体 80% 的疾病都与水有关。有些是与缺水有关，有些与不正确的饮水方式有关，还有些与不健康的饮用水有关。要健康，首先要从饮水入手，因为水是生命的起点，也是生命的终点。

疾病与水的关系

1. 人体的衰老与水有关

研究表明，人在青壮年的时候，水占人体重量的 70%，而人在老年的时候，水只占到了人体的 60%。这都与细胞有关，水是细胞的重要组成部分，而衰老就是从细胞的水流失开始的，可以说衰老的过程与人体失水的过程是密不可分的。虽然衰老不可避免，但是只要注意补充水分，保持细胞活力，就能有效地延缓衰老。

2. 缺水会导致肥胖

人体是由细胞构成的，而人体内的水分为细胞内液和细胞外液，它们之间只隔着一层细胞膜。如果人体内的水分摄入不足，细胞间的信息和营养物质传递就会出现问题，水分积聚在细胞外，就会形成水肿。细胞内的营养物质含量少，但是细胞外液的营养物质含量却很多，这会导致一种不良循环，最终使水肿现象加剧，体重增加。而且缺水会导致微循环出现障碍，正常身体代谢出现问题，减弱身体对各种物质的消耗，也就会导致营养物质积累，造成肥胖。

3. 缺水会影响皮肤

缺水的细胞会失去弹性，而且活性会降低。水肿的皮肤，表面看上去很光滑，但当水分排出时，皮肤就会出现很多皱纹。所以缺水的皮肤会显得严重老化。

4. 缺水会引发疾病

人体缺水后，细胞的老化速度会加快。缺水会直接导致营养物质供给不足，细胞代谢无法产生充足的能量，代谢也就会随之降低。能量不能满足身体需要，大脑、器官、组织的功能就会急速下降，人会容易感觉疲倦和疼痛，同时抵抗力也会下降，身体就非常容易患各种疾病。如果一直保持缺水的状态，身体就无法自动修复破损的细胞和DNA，导致伤口不易愈合，而且大大增加细胞的变异概率，危害非常大。

5. 缺水会导致毒素积累

人体内有大量的毒素，这些毒素来源于方方面面：吸入的空气中含有很多的有害物质；食物中有很多对人体无用的废物、毒素；代谢异常，产生很多对人体不利的物质。由于身体缺水，这些毒素和垃圾物质就无法正常排出体外。这些物质在身体内积累的时间过长，就会被人体重新吸收，从而诱发多种恶性疾病，甚至诱发癌症和肿瘤。

在日常生活中，一定要注意补充水分，更要注意饮品的健康。生命因水而存在，水就是生命的载体。

身体的缺水信号

随着生活节奏的加快，人也开始变得越来越忙，以至于都顾不上喝水，甚至忘记了喝水，这是一种常见现象，但这样的生活方式对人体的伤害非常大，严重威胁着我们的健康和生命。所以，一定要保证水分的摄入。

缺水会影响到生命的各个方面，这是因为缺水会直接影响代谢，导致能量供应不足，呼吸系统、循环系统、消化系统等都会受到很大的影响。医学上有一句话叫“痛则不通，通则不痛”，所以当我们感受到不适或者异常时，就表明身体出现了问题。当身体严重缺水时，它们就会发出一系列的缺水信号，这也是对我们的警示。当身体出现以下一些异常时，就需要引起注意了。

大脑活动出现异常

如果你没有头痛的毛病，营养的摄入也很均衡，那头晕目眩很可能表示身体缺水了。血液中的绝大部分都是水分，如果水分缺失了，就会导致血压降低。而血压降低不仅会影响到脑部的供血量，还会导致脑供氧不足，引起眩晕的症状。

头痛、头沉也可能是缺水的信号。脑细胞在代谢的过程中会产生很多有毒物质，对大脑的影响很大，所以大脑需要及时把这些毒素排出，以保证大脑的正常活动。而水分不足时，这些毒素就不能溶解在水中及时排出。为了达到排毒的目的，大脑会促使身体传送更多的水分来排除毒物，所以缺水之后会头沉。从血管之间的联系可知，血液要通过大动脉和面部血管才能从心脏到达头颅。当血液的运输量大大增加的时候，动脉就会扩张，血液循环就会加快，从而导致头痛。而且，血管增粗的现象也会影响到脸色。脸部有着大量的血管，当血液供应量增加时，脸部的血管也会大量充血，使脸色变得

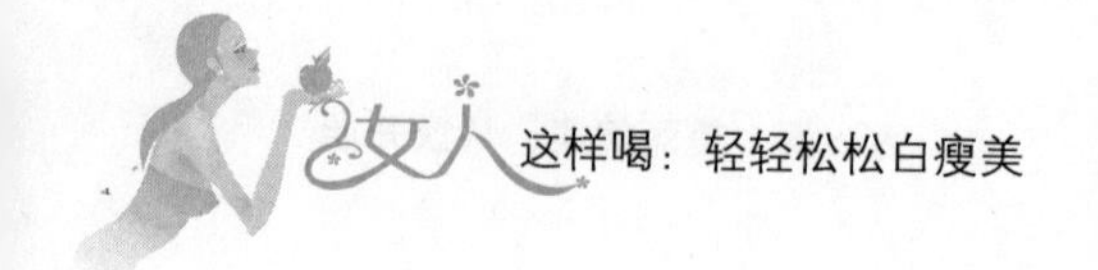

红润。

记忆力下降，注意力不集中也是缺水的表现。缺水会导致氧气和养分供给不足，代谢受到影响，脑细胞的功能就会下降。所以大脑的分析能力、记忆能力都会有所下降，人会表现得容易健忘。而且，能量不足也会导致人不能集中精力，变得没有耐性。

消化系统出现异常

食物在消化过程中要经过溶解、粉碎、分散，整个过程中，起运输作用的主要物质是水，无论是把消化吸收的营养物质送到细胞，还是把营养物质转化为能量，水都是重要载体。当身体缺水时，摄入的食物就不能被正常消化，会堆积在体内。我们的直接感觉就是消化不良。

食物中不仅有营养物质，还有残渣等。经过消化系统后，这些残渣会被慢慢压缩，并运送到大肠，排出体外。在这个过程中，水起着润滑的作用，能够软化大便，促进排泄。如果身体内缺少水分，大肠和小肠会竭尽全力地吸收排泄物中的水分，以促进身体中废物的排出，致使排泄物变硬，导致便秘。

情绪体能出现异常

缺水会直接导致身体能量供应不足，而能量是在把钾元素送到细胞内部，把钠元素送到细胞外部的过程中产生的。要保证这个过程顺畅，需要周围环境中至少有75%的水分，可见水分对能量产生的重要性。不经常喝水，身体内没有足够的能量供应，人会很容易疲倦。

缺水会使人产生烦躁、忧郁、焦虑等不良情绪。当身体内的水分不足时，尿液也就不容易产生，而身体只能使用其他的物质来处理代谢过程中产生的垃圾，比如色氨酸、酪氨酸，它们被用于清除肝脏中的毒性物质。而色氨酸是身体内很多酶的重要原料，当身体缺水时，身体的代谢就会出现问题，人就容易乏力。酪氨酸缺少时，人的情绪就会出现波动，而且酪氨酸缺失后，还会导致神经传导物质减少，神经系统受到影响，人就更容易受到不良情绪的干扰。

睡眠质量严重下降

如果身体严重缺水，人就很容易因口渴而从睡眠中醒过来。而且口渴还会让人感觉到燥热，无法正常入睡，更无法熟睡。另外，睡觉时容易做噩梦，身体容易酸痛，都可能是人体缺水的缘故。从这些方面可以看出，缺失水分后会严重影响睡眠的质量。

其实即使在睡觉时，身体也在不断地丧失水分，这些水分以汗液和呼吸的方式排出体外。另外，如果我们梦到海洋、河流、湖泊，甚至在梦中找水，都很可能表示我们身体已经严重缺水了，应该迅速补充水分。

身体其他的异常情况

如果你注意到了自己在不断地频繁眨眼，那很可能是眼球干燥的原因，也就表示该补充水分了。身体缺水会导致眼干，而且眼睛会有刺痛感，甚至流眼泪。这些都是眼睛为保持自己的湿润而执行的自我保护机制。

关节不灵活也是缺水的表现之一。关节处是吸收冲击力的重要部位，有缓冲的作用。所有的关节外围都覆盖着软骨，而且关节处还有润滑液。当身体缺水时，润滑液就会减少，关节的活动就会受到影响。

饮水要注意方法

水是保证身体健康的第一要素，但这并不是说不管什么时候，不管什么水都可以喝。科学饮水是一门大学问，正确饮水不但能够为身体补充水分，还有助于身体健康。如果不注意，不但不能调养身体，还会给身体带来安全隐患。

科学饮水的第一步，就是要确定哪些水能喝，哪些水不能喝。当然科学饮水不仅包括选对水，还需要我们养成正确的饮水方式，改正错误的饮水习惯，摒弃不健康的饮水认识。可见，为身体补充水分，其中有很多需要我们注意的细节。

什么样的水是好水

随着社会的发展，水的种类也越来越多，这也使我们越来越不确定该喝哪种水。我们都知道越自然、越天然、越安全的水才越好，但其具体标准不是很好把握。营养学家提示，好水要符合以下的要求。

1. 有一定的溶氧量

对于生命来说，最重要的物质就是氧气，生命一刻也离不开氧气。好水的一个重要方面就是其中含有一定量的氧气。很多人认为氧气只能靠呼吸得到，但研究证明溶解在水中的氧气也是重要来源，并且这些氧气更纯净，对人体更有利。

2. 水呈弱碱性

在人体的生命活动中，酸碱平衡是人体的重要平衡之一，正常人的血液呈弱碱性，pH 值大概在 7.4 左右。血液保持在这个数值左右，就是酸碱平衡。血液的 pH 值小于 7.35 的人，就是酸性体质。现实生活中碱性体质的人很少，大多数的人都是酸性体质。酸性体质的人很容易出现身体乏力、记忆力减退、注意力不集中等症状，如果长期处于这种状态，女性的皮肤就会变得黯淡无光，提前衰老。科学研究也显示，多种恶性疾病，比如高血压、癌症、痛风都与酸性体质有关。

3. 软硬适中

水中含有各种矿物质，水的硬度指的就是其中镁和钙的含量。水在煮沸的时候，有些镁和钙会形成沉淀，而有些会溶解在水中。随着人们对健康的关注度越来越高，水的硬度也受到人们的普遍重视，健康饮用水的硬度一定要适中。

镁和钙是对人体非常重要的金属元素。水中有一定的镁和钙，能有效补充人体所需。但是水不能过硬，长期饮用过硬的水，不但会导致肠胃功能紊乱，而且身体还容易出现腹胀、腹泻、排气等症状。并且过多的矿物质会加重肾脏的负担，导致沉淀物质在身体内积攒，从而产生结石，影响健康。但水也不能过软，软水中的微量元素较少，长期饮用，容易导致身体缺少矿物质，诱发各种疾病。

一天之中应该怎么喝水

很多女性朋友都在职场中担任要职，她们做着繁重的工作，而且长时间面对着电脑。对于这样的女性朋友来说，及时补水更重要。那么忙碌的女性朋友该如何喝水呢？

1. 上午这样喝水

早晨起床后，最好喝一杯温开水。经过一夜的睡眠，身体流失了大量的水分，血液的浓度也有所增加。喝一杯水，不但能够补充人体缺少的水分，还能为血液补充水分，使血液保持正常的浓度。而且早晨补水，还能刺激肠道蠕动，有利于身体排出毒素和垃圾，防止便秘。

对于很多女性来说，早上八九点上班时，不妨在刚刚到达办公室时喝一杯水，能为工作做好准备，还能缓和一下紧张的情绪。上午 11 点的时候，距离午饭时间已经很近，这个时候有必要喝一杯水，一方面补充身体流失的水分，另一方面能够为午饭做准备。

2. 下午这样喝水

下午 1 点左右，可以喝一杯水。这个时候正是吃过午饭不久，及时补充水分能有效地促进消化，还有利于保持体形。在 3 点左右时，人体已经出现疲劳，而且精神也较为疲惫，有必要补充水分来缓解疲劳、放松心情、恢复状态。

3. 晚上这样喝水

傍晚时分，应该喝上一杯水。这个时候正是下班刚刚回家，喝一杯水能为晚饭做些准备，而且还有助于消除一天的疲劳。睡前一个小时左右的时间，应该适当补充水分。人在睡眠过程中，水会随着呼吸、排汗而丧失，这也是为什么很多人早晨起来后会感觉口干舌燥的原因。但是晚上不宜喝太多水，以免夜尿太多，影响睡眠。

改正不良的饮水习惯

从某种程度上说，改正不良的饮水习惯比知道如何喝水更重要。不良的饮水习惯，不但会使水的功效大大降低，还会导致各种疾病。

1. 喝水宜使用玻璃杯

杯子的材质可谓是多种多样，而最健康，对人体影响最小的就是玻璃杯。在制作过程中，玻璃杯中含有的有机化学物质最少，几乎可以说是没有。所以用玻璃杯喝水，不用担心会喝入化学物质，而且玻璃杯非常光滑，很容易清洗，不容易滋生细菌。

如果选用塑料杯喝水那就需要警惕了，市场上真正对人体没有危害的塑料杯很少，真正掌握这种技术的厂家也很少。所以不建议选塑料杯。

2. 不要等口渴才喝水

有些女性朋友非常忙，以至于忘了喝水，只有当口渴的时候才会想起来喝水。其实当我们感觉到口渴的时候再喝水已经有些晚了。当有口渴的感觉时，就表示身体已经缺少了水分，身体已经受到了缺水的影响。长期处于这种状态，会诱发各种疾病，尤其是慢性疾病。

3. 吃饭时不要喝水

很多人都有吃饭时饮水的习惯，这种习惯对消化很不利。当我们在咀嚼的时候，唾液酶已经和食物充分混合了，也就表示身体已经开始消化食物。吃饭时喝水，会冲淡唾液酶，影响胃的消化，降低消化作用，从而直接影响到小肠对营养物质的吸收。长期这样进食，很容易造成消化不良，诱发各种消化道疾病。

饮的同时还要补

饮水是保证生命健康的重要环节，但是只有水还不足以保证我们的身体健康。生命活动需要能量，也需要多种营养物质。于是饮补的概念就出现在生活中，这就是在告诉我们，在为身体补充水分的同时，还要注意营养物质的摄入。

身体的健康需要多种物质，把这些物质溶解到水中，制成各种各样的饮品，不但有利于人体的消化吸收，还能使饮变成一种享受，更能达到食疗的效果。于是各种各样的饮品也就诞生了。经过加工制作，各种饮品，比如酒、茶、果汁、粥、汤等，都以不同的形式出现在生活中。不可否认这些饮品都对人体非常有利，但是饮补也要遵循一定的规律，不同的人适用的饮品不同，而不同的时期，饮补的侧重点也不同。

四季饮补养生的法则

1. 春季饮补

春季是万物复苏的季节，处处充满生机，人也应该顺应季节的气息来调理身体。春季的季节特点是潮湿、微寒，细菌开始大量滋生。所以春季的补品应该以高蛋白、高热量为主，同时补充充足的维生素，以便适应气候的变化，增强身体抵抗力，防治各种疾病。

春季饮补的中心原则是营养平衡，以免引发肝胆病症。我国中医认为，春季应该以养肝为主，这是因为春季的细菌、病毒繁殖得很快，它们本身和代谢产物都带有一定的毒性，而肝脏具有解毒、排毒的功能。补肝能强化肝功能，增强其解毒能力，防治疾病。春季时，天气依然很凉，所以应该多食用一些热量高、养肝护肝的粥、汤等饮品。

适宜春季吃的食物有鱼、虾、牛羊鸡肉、豆制品、鸡蛋、花生、芝麻、山药、菠菜、韭菜、香蕉、苹果、梨等，可以多喝一些由这类食物制成的饮品。

2. 夏季饮补

夏天人体代谢旺盛，耗气伤津，而且过高的环境温度还容易引起食欲不振，所以夏季的饮补应该以生津止渴、清热祛暑的饮品为主。而且夏季人还容易出现倦怠无力、口腻无味、嗜睡的症状，所以应该多喝一些能够开胃的饮品。夏季人很容易出汗，这容易致使身体丧失大量的水分，最好喝一些低糖而又含有一定盐分的饮品，但是不宜一次大量饮用。

夏季饮补，应该多喝一些由西瓜、绿豆、鸡肉、鱼、生菜、大枣、豆浆、甘蔗、百合、山楂等制成的饮品。

3. 秋季饮补

秋季天气温度逐渐降低，人容易变得口干舌燥、皮肤起皱，这个时候细菌非常容易侵入肺部，很容易使人患上各种肺病，所以秋季应该以养肺为主。而且秋季是一个十分干燥的季节，所以一定要保持水分的供给，以维持体液的平衡。秋季饮补，应该多喝一些滋阴润燥、补充水分、养肺生津的饮品。

秋季饮食很重要，它们是由夏转冬的过渡阶段，饮食一定要注意。日常生活中，不要吃辛辣、油腻的食品，也不要吃生冷不洁的食物。适合秋季饮补的食材有扁豆、鸭肉、猪心、大枣、芝麻、黑豆、枸杞、山药、薏米、黑木耳、牛肉、甘蔗、蜂蜜、番茄、菜花、苋菜、南瓜、冬瓜、莲藕、菠菜、苹果、卷心菜、芒果、柚子、香蕉、梨、苹果等。

4. 冬季饮补

冬季非常寒冷，人们生理机能、新陈代谢、食欲都会受到影响，而且此时人体也需要更多的热量。冬季，人体对营养物质的消耗也大大增加，应该多吃一些含有脂肪和热量高的食品以御寒。当然，同时也要补充蛋白质、维生素和矿物质。

适合冬天食用的食材有山药、芝麻、红薯、羊肉、牛肉、甲鱼、虾、萝卜、瘦肉、乳类、豆类、冬笋、苹果、香蕉等。

不同人的体质之间有着明显的差别，体质的不同也直接影响饮补的侧重点。

“体质”的不同是多种因素共同影响的结果，受到先天、年龄、性别、饮食、环境等多方面的影响，认清了自己的体质之后，才能找到最适合自己的饮补养生方法。

不同体质的饮补策略

1. 寒性体质

寒性体质的人身体代谢的产热量低，血液循环不是很好，而且容易发冷，脸色也显得很苍白。这类人容易出汗、皮肤颜色很淡，喜欢喝热饮，而且容易口渴。寒性体质的人身体偏冷，不宜饮用凉性饮品，否则会加重身体寒性，导致血液循环不良。

寒性体质的人应该多喝一些由羊肉、牛肉、虾、鱼类、花生、韭菜、葱、姜、蒜、龙眼、荔枝、红枣、山楂、酒、栗子、醋、巧克力、香油等制成的饮品。

2. 热性体质

热性体质的人容易口干舌燥，爱喝冷饮，身体的产热量很高，脸色偏红。这类人应该多吃一些寒性饮品，而避免温性饮品，还要避免吃辛辣刺激性的食物，比如葱、姜、蒜、辣椒等。否则会使身体出现狂躁妄动、口舌糜烂、小便短赤、大便干燥的病症。

热性体质的人应该多吃一些麦制品，薏米、绿豆、鸭肉、田螺、紫菜、海带、芹菜、豆腐、金针菇、香菇、苦瓜、冬瓜、西瓜、香蕉、橘子、柚子、梨等。

水是治愈疾病的良药

水是生命的载体，没有水生命就无从谈起，如果人体缺了水，人也就会患各种各样的疾病。为了治病人们吃药、做手术，但是我们忽略了一个重要的方面，那就是饮水。缺水会引发各种疾病，同样，患病之后科学饮水也能取得意想不到的效果。

其实用喝水治疗疾病的道理很简单。人体缺少了水分，内分泌系统、消化吸收系统、排泄系统、酶活性、运输养分和养料等诸多方面都受到了抑制，身体的平衡被打破，病症就乘虚而入。而补充水分就是疏通经脉，使身体的各个部分都恢复正常，从内而外进行治疗，让身体自己来抵抗疾病，在治疗疾病的同时，还能强化自己的免疫能力。可以说，在治疗的同时保证一定的饮水量，会使治疗取得事半功倍的效果。

泌尿系统疾病要多喝水

女性朋友患泌尿系统疾病的概率要大于男性，这与人体的生理结构有很大关系。女性尿道短而宽，非常容易受细菌、病毒的感染，从而患各种泌尿性疾病。女性阴部的肛门、阴道、尿道口相距非常近，肛门的大肠杆菌很容易感染阴道和尿道口。一般来说，女性患尿道疾病与性生活的频率有很大关系，在性生活的过程中，女性的阴道更容易被感染。

泌尿性疾病，首先要以防治为主。多喝水，能使尿液量增加，在排尿的过程中，对尿道也就进行了冲刷，会大大降低泌尿性疾病的发生率，而且多饮水还有助于人体内有毒物质的排出，防治尿路感染。这里要提醒各位女性朋友，如果有了尿意千万不要忍耐，这会加重泌尿系统的负担，导致膀胱炎。而且强忍尿意会导致尿液中的有害物质被重新吸收，对人体非常不利。研究也表明，多喝水、不忍尿，能大大降低输尿管炎症、膀胱炎症、结石、细菌感染的发病率。

消化不良要多饮水

腹胀、腹痛、胃胀、便秘都是常见的肠胃病症，这些都与消化不良有关，而缺水就是引起消化不良的主要因素。很多人消化不良的病症总得不到改善，就是因为他们没有在吃药的同时注意饮水。生活中，我们要注意身体出现的征兆，并及时补水。

大肠是人体吸收养分的重要器官，吸收大便中的水分就是其主要功能之一。这是身体保护自己、充分利用营养物质的一种机制。当身体缺水时，食物残渣中的水含量就会非常少。为了节约水分，大肠会大幅度挤压食物残渣。挤压作用增强，不但会增加肠道的负担，而且还会增加排便的困难。这会导致左腹下方有肠炎性的疼痛。解决的办法就是及时补充水分，而且多吃一些含植物纤维的食物，以促进排便。有的时候右腹部有类似阑尾炎的疼痛，但是没有阑尾炎的其他症状，这也是身体缺水的征兆。

在日常生活中一定要注意饮水，等身体有了病痛再去想办法治疗，既浪费精力，又十分痛苦。

肥胖症要注意饮水

肥胖不仅是美丽的大敌，还是一种疾病。世界卫生组织表示，肥胖症是最容易被人忽略，而发病率却急速上升的一种疾病。我们应该警惕。其实肥胖症是可以预防的，主要还是从饮食入手，喝水就是其中的重要方面。当身体缺水时，人体就会搜集并储存脂肪，这是由于人体对于干渴和饥饿感区分不明显而导致的，人体大量摄取食物，当然体内的脂肪就会越来越多。

我们常听人抱怨说“喝凉水都长肉”，这是完全没有科学道理的。事实证明，正确喝水不但不会长肉，还能有效控制肥胖。在吃饭前半个小时喝水，饭后每隔一个小时喝一次水，使人体能有效地区分饥饿感和口渴感。而且喝水能刺激交感神经分泌肾上腺素，促进人体内脂肪的分解。当然要想彻底战胜肥胖，还要注意饮食，同时抽时间做运动。多管齐下，才能达到减肥瘦身的功效。

糖尿病人要注意饮水

大脑的能量大多是由糖类提供的，当身体严重脱水时，大脑就会加紧葡萄糖的分解，不仅需要给葡萄糖的分解提供能力，更需要葡萄糖代谢产生的水分。人体中的大多数细胞都需要在胰岛素的作用下控制血糖，但是大脑却并不依赖胰岛素。血糖的含量增加了，身体的渗透机制就受到了影响，最终导致糖的含量越来越高。

糖尿病患者的主要受损器官就是胰腺，由于脱水，胰腺分泌胰岛素的数量越来越少，这直接导致了糖和水分无法正常进入细胞。这样的结果是：水分进入血液循环系统，并最终到达胰腺，影响了胰腺的正常运行。而且营养物质和水分的缺乏，会导致细胞缺水萎缩，并最终死亡。所以要防治糖尿病，首先就要保证身体内有充足的水分。

防癌、抗癌要注意饮水

癌症是威胁生命的第一杀手，而癌症不仅与水分是否充足关系密切，还与水质有很大关系。不洁净的水源，不但其中含有致癌物质，其酸碱度、软硬程度，都会直接增加癌症的发病率。砷是一种非常普遍的自然界元素，如果长期饮用含砷的水，就会致癌。水中的细菌和病毒是主要致病微生物，而病毒会导致各种各样的疾病。

日常生活中要注意饮用洁净水，而且要注意饮水的方式方法。因身体缺水，体内废物无法正常排出，是导致癌症的关键因素之一。这些有害物质会直接影响 DNA 序列中的转录因子，由此导致癌症。要注意饮水的量，不能太多，也不能太少，太少得不到效果，太多会加重身体的负担。

第二章

藏在饮品中的智慧

生活中有各种各样的饮品，从品种上说有蔬果汁、粥、汤、羹、茶、酒等，还有非常受欢迎的豆浆、牛奶。它们为我们身体提供水分的同时，还为身体补充了不同的营养物质。但饮品并不是一饮而尽就可以了，在喝这些饮品的过程中，隐藏着无数的智慧。

如何让果汁发挥最大功效

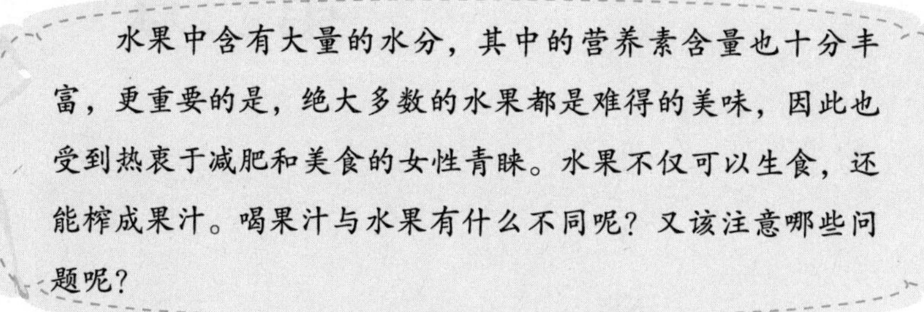

水果中含有大量的水分，其中的营养素含量也十分丰富，更重要的是，绝大多数的水果都是难得的美味，因此也受到热衷于减肥和美食的女性青睐。水果不仅可以生食，还能榨成果汁。喝果汁与水果有什么不同呢？又该注意哪些问题呢？

水果的营养价值和减肥功效已经得到了大家的公认，它们也成了正在减肥的女性朋友们的首选食物，很多人都有在饭前、饭后吃水果的习惯。有些人认为喝果汁与吃水果的效果是完全一样的，果汁中的营养素都来自水果，没有必要花费大量的精力去榨取果汁。这样的认识有些片面，果汁的存在自有它的道理。首先果汁能够为身体提供更多的水分，并且营养物质溶解在水中，更容易被人体吸收。不要以为榨果汁是一件非常容易的事情，里面可是有很多的诀窍和秘密呢。

果汁中的营养素

果汁中最重要、总量最大的物质是水，在果汁中，水的比重能达到80%～90%。能够为身体补充大量的水分，防治多种疾病。

果汁中的糖类、维生素、矿物质含量非常高。大多数的果汁都有一定的甜度，这是因为其中含有丰富的果糖、蔗糖、葡萄糖，不同果汁中糖含量的范围大概在4%～20%。果汁中的维生素含量也非常多，这都要归功于水果，尤其是其中的维生素C。维生素C对人体非常重要，需求量很大，但是却不能在人体内储存，所以人体需要及时补充维生素C。各种矿物质对人体非常重要，能够满足人体对矿物元素的需求。

果汁中含有对人体非常有益的果酸。果酸是一种有机酸，能调节人体的酸碱度，促进消化。而果酸在其他的食物中含量非常少，水果是果酸的主要来源。

自制果汁的关键点

很多人认为，榨果汁就是把水果放入榨汁机中。事实上要想保证果汁的营养和口感，有许多需要注意的地方，需要掌握一定的技巧。

榨果汁的准备工作要做好。选择的材料要新鲜，这是保证口感的关键，发霉失水的水果，其营养成分会大大降低，甚至含有很多有害物质。榨汁前，最好将水果去皮。虽然很多果皮中都含有大量的营养素，但上面的有害物质也很多，比如农药、防腐剂，为了身体健康，还是去皮食用比较安全。

榨汁过程要尽快完成，不要持续很长时间。果汁的营养素直接接触空气，会被氧化，其营养素含量减少，尤其是维生素的含量。如果可以，在榨汁过程中，最好加入一些冰块，冰凉的果汁口感更好，而且还能有效减少泡沫，最重要的是，冰块能降低果汁的温度，保护其中的营养素。

榨好的果汁最好及时饮用，不要放置储藏，否则不但口感会大大降低，就是其中的营养素也会受到极大的破坏，降低果汁的效用。

喝果汁的最佳时间

喝果汁也有时间之分，恰当的时候喝果汁，不但能补充营养，还有助于保持身体的平衡。

早餐可以喝一杯果汁。果汁中有很多营养素，酶类、芳香类物质、有机酸，这些物质能够促进肠道蠕动，增加食欲，强化消化吸收系统。早餐喝一杯果汁，不但能补充水分，还能补充各种营养，为一天打下坚实的基础。但是早晨喝果汁时不要空腹，这样的饮用方式非常伤胃，而且喝的时候，应该多饮慢饮。

两餐之间很适合喝果汁，这个时候果汁除了能刺激肠胃蠕动以外，还能为身体补充多种营养，尤其是矿物质和维生素，增强抵抗力，强化体质，预防疾病的效果十分明显。

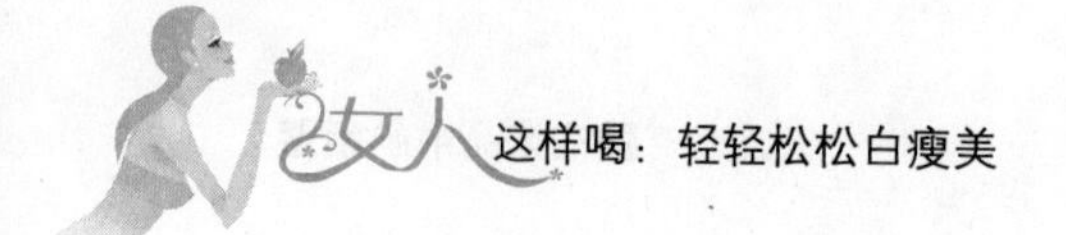

运动之后可以喝一杯果汁。这是因为果汁中含有大量的水分，能及时为身体补充水分，达到水平衡。而且其中还含有丰富的果糖，能够补充体力。但是刚运动完，不宜立即喝果汁，应该等到身体恢复正常之后再喝。

喝果汁要注意方法

果汁有益健康，但是饮用时也要注意方法，如果方法不当，不但会降低营养效果，还会适得其反。

首先应该注意的是，果汁中不宜加糖。很多喜好甜食的女性朋友都有在果汁中加糖的习惯，这样对身体很不好。果汁本就有一定的甜度，而且还有特殊的味道，加入糖会掩盖其本身的特色，而且加入糖会增加果汁中的热量，不但影响食欲，导致三餐减少，而且还不利于保持体形，所以果汁中不宜加糖。

果汁不宜加热。热量是果汁中营养物质的大敌，尤其是维生素，热量会严重破坏其中的维生素。而且加热还会导致原本的果香丧失，失去其本身的味道。

午餐和晚餐不宜喝果汁。在这两个时间段内喝果汁，会稀释胃酸，影响消化吸收。而且果汁中的果酸还会与食物中的某些物质发生反应，形成不易消化的物质，不但营养价值降低，而且容易使人产生胃部胀痛的感觉。

果汁也不宜与药品同时服用。果汁中的酸性物质比较多，这些物质对药物也有分解作用，非常不利于人体的吸收。而且药物处在酸性条件下，还会增加副作用，不但不能起到去除疾病的目的，还会加重症状。

蔬菜汁对人体有哪些好处

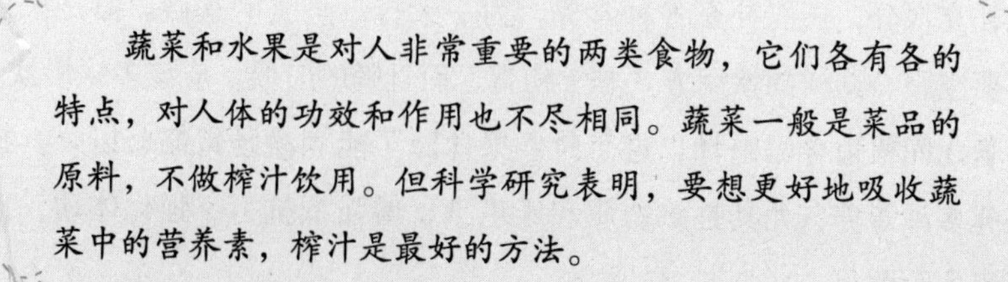

蔬菜和水果是对人非常重要的两类食物，它们各有各的特点，对人体的功效和作用也不尽相同。蔬菜一般是菜品的原料，不做榨汁饮用。但科学研究表明，要想更好地吸收蔬菜中的营养素，榨汁是最好的方法。

蔬菜中含有大量的营养素，而榨成的蔬菜汁中，含有原来蔬菜中95%的营养素。而且蔬菜汁中的营养素很容易进入血液，被人体消化吸收而发挥作用。蔬菜汁的制作方法比果汁简单一些，蔬菜洗净后切成小片，放入榨汁机中即可。但是蔬菜汁的口感远远不如果汁，一般会在其中加入水果或者其他的物质调味，所以大多数情况下，我们所喝的蔬菜汁都不是纯粹的蔬菜汁，而是蔬果汁。饮用蔬菜汁需要注意的问题也很多，只有制作、饮用都符合科学和生理特点，才能起到事半功倍的效果。

饮用蔬菜汁的好处

蔬菜汁中有很多营养素，有何功效完全取决于榨汁的原料。蔬菜中含有大量的维生素、矿物质、膳食纤维，还有植物化学物质。这些物质互相配合，才保证了我们身体的健康。

大多数蔬菜中的膳食纤维含量都很高，能有效改善便秘，预防心脑血管疾病和消化道疾病，而且摄入膳食纤维还能预防肥胖症。蔬菜汁中有叶绿素、花青素、番茄红素、多酚类物质等，这些都是生物活性物质，能保护细胞，防止细胞癌变、病变。

蔬菜汁还能强化人体的排毒系统。细胞的正常代谢是身体健康的基础，而各种毒素侵入人体后，不但会直接妨碍细胞的正常代谢，甚至会导致细胞异变坏死。蔬菜汁中含有很多矿物质、生物碱，能有效地分解和排除人体内的毒素。经常喝蔬菜汁，人体的血液会变得干净，而且还能提高身体抵抗力，强化大脑功能。

蔬菜汁中有很多矿物质、维生素和具有特殊意义的物质，它们都发挥着特殊的作用，对人体意义重大，非常适合现代女性饮用。

蔬菜汁的制作技巧

蔬菜汁榨取简单，但是也有技巧，要保证美味健康，首先要保证选材。用来榨取蔬菜汁的原料蔬菜一定要新鲜，色泽正常，而且不要选择非常规范、大小基本一致的蔬菜。选择蔬菜还有一点非常重要：选择时令蔬菜。绝大多数的蔬菜都有季节限制，与时令冲突的蔬菜，大多都是经过特殊的栽培方式培育出来的，这类蔬菜中有很多的化学原料和农药。对比而言，符合时令的蔬菜营养素更丰富、更自然，味道也更好。

榨蔬菜汁，要充分发挥蔬菜本身的功效和价值，不要浪费重要的营养素。蔬菜都有自己的特点，要把这些营养素充分利用起来，所以一定要注意原材料的使用方法。比如茄子、紫薯的果皮中含有大量的花青甙，如果把这些材料去皮，就会大大降低其营养功效，造成浪费。

制作蔬菜汁，要善于利用调味品。适当地加入一些调味品来调节味道，既增加了口感，又能增加其营养价值。水果是最常用的调味品，最常用的有杏、柠檬、香蕉、苹果，这些水果中都含有大量的营养素，酸甜可口，而且热量很低，能有效地改善口感，增加营养。蜂蜜是一种纯天然的物质，“甜如蜜”就是对其口感的最佳证明，只要少量的蜂蜜，就能起到改变气味的作用。酸牛奶是奶制品中的一种，口感极佳，而且能增加食欲。

如何饮用蔬菜汁

饮用蔬菜汁应该注意时间，主要是选择最容易被人体吸收的时间段。餐后半小时，可以喝一杯蔬菜汁，能有效舒畅神经，增加活力，还能稳定血压和促进排便。中午或晚上的两餐之间、运动之后，也可以喝一杯蔬菜汁。这里提醒大家，蔬菜汁属于液体，在人体中存留的时间较短，所以最好在饭后饮用，有利于人体的消化吸收。

蔬菜汁也不宜过量饮用，而且并不适合所有人。溃疡、急慢性胃肠炎等肠道疾病患者，肾功能不佳者，要谨慎饮用。蔬菜汁中有草酸、鞣酸等物质，这些物质容易与其他营养物质发生反应，刺激肠胃，加重消化系统疾病。

有些人习惯吃做熟的蔬菜，所以在饮用之前，习惯对蔬菜汁进行加热，其实这样并不好，容易破坏其中的营养素。如果不习惯，或者担心有病菌，可以对蔬菜的原材料进行热烫处理，这样不但能有效地保留其中的营养素，杀灭蔬菜上残留的细菌，还能增加出汁率。而有些蔬菜一定要经过热烫处理后才能榨汁，比如芹菜、玉米等。

榨取的蔬菜汁中不含有膳食纤维，或者只有少量的膳食纤维。如果自己能够接受，可以适当吃一些残渣，能有效地增强消化、减少脂肪、修身瘦体。

让粥来养护身体

粥是中国一种独特的饮食品类，早在两千年以前，我国人民就认识到了粥对人体的养护作用。与蔬果汁相比，它们的原料发生了重大变化，而且制作工序也变得复杂了很多。要熬出美味的粥来，首先要对粥有一个全面的认识。

中国传统意义上的粥，主要原料是五谷杂粮。但随着生活水平的不断提高，时至今日，粥中的物质也变得丰富了很多，不仅肉类、鱼类、水果、蔬菜都放入了粥中，就是鲜花、中草药也都成了粥中的常客。这样充足的营养素，不但增加了粥的营养价值，还使粥具有了一定的药用功效。只要深入地了解，掌握其中的正确方法，就能预防各种疾病，把健康喝出来。

粥膳有极强的养生功效

喝粥能明显改善体质，调理身体。事实证明喝粥能滋补养生，特别是对身体虚弱者、孕妇来说，如果经常喝粥，能调和体内阴阳。而且粥性温和，几乎适合任何人食用。粥的原料有很多，通过改变主原料就能改变粥中的营养，从而有针对性地为身体补充营养，增强体质。

喝粥能让人变得美丽。色斑、黑色素是女性皮肤的大敌，而只要在粥膳中加入一些具有淡化色斑作用的原料，就能有效地美白肌肤。如果在粥膳中加入一些芝麻、核桃等，还能养护头发，促使头发乌黑浓密。粥有滋润五脏六腑的作用，能有效地清除体内的垃圾，清除自由基、抗衰老、抗氧化、维持青春。粥膳还有瘦身的作用。

喝粥还能防治疾病。粥的主原料一般都是杂粮，其中含有大量的膳食纤维，膳食纤维能吸收水分，软化大便，并促进肠道蠕动，有助于清除人体内的垃圾，达到防病通便的目的。而且膳食纤维还能帮助肠胃分解排出有害细菌和有毒物质，清除体内的毒素，明显降低癌症的发病率。另外，喝粥还有助于控制血糖，稳定体内的血糖含量，防止糖尿病。

如何才能熬出美味粥

与榨蔬果汁相比，煮粥是一项大工程，需要注意的问题也很多。

首先要做的是选好米。中国有一句古话叫"巧妇难为无米之炊"，同样如果粥的主料米选择得不好，那粥的味道也一定无法保证。在挑选米的时候，要注意米的颜色、干燥程度以及是否霉变。好米应该有光泽、没有碎米、米粒大小匀称、颜色一致，而且优质米中没有未成熟的米、虫蛀米，其米糠、稻谷粒含量也都很少。选米最主要的是区分陈米，陈米煮出来的饭没有香味，非常松散。一般来说，如果颜色暗淡、外观质量差，就可以判定是陈米。

煮粥的过程中要注意材料的放入顺序，一定要遵守慢熟先放的原则，米类和中药类要先放；然后再放蔬菜、水果。如果有海鲜和肉类，可以先做熟再放入锅中。还有一种做粥方式是底料分煮，这样的煮法保留了每样原料的本身味道，而且不互相影响，粥的味道自然十分浓郁。

煮粥要巧用调味料。在粥中加入橘皮、高汤，或在其中放入几粒大枣，都能使粥更香更美。

煮粥喝粥要注意什么

米的淘洗次数不宜过多。米中的营养素十分丰富，但是这些物质很容易在淘洗的过程中流失掉。米中的维生素和无机盐易溶于水，在水中浸泡时间过长，淘洗用力过大，都会降低其表层的维生素和无机盐的含量。另外，洗后的米最好立即入锅，否则里面的营养素会流失掉，降低其营养价值。只要在淘洗过程中注意除掉杂物即可。

煮粥时不宜放碱。很多人在煮粥的时候都有放碱的习惯，认为这样煮出的粥香味才浓。但是这样做会破坏米中的营养素，降低米的营养价值。还有，煮粥的时候要特别注意，米一定要煮熟，否则容易引起消化不良和肠胃疾病。

有些人喜欢喝非常烫的粥，这样做十分危险。太烫的粥会刺激消化道黏膜，还会引起食道发炎，时间长了，还会导致食道癌。有肠胃病的患者，不宜食用特别稀的粥。这是因为这种粥的水分较多，进入肠胃后，会稀释消化液，造成消化不良。

从科学方面来说，最适合人们喝粥的时间是早晨和晚上，早晨喝些清淡的粥，能生津利肠、帮助消化。晚上喝粥，能调剂胃口，还能减轻肠胃负担，促进消化吸收。

喝汤喝出健康来

汤是容纳营养的精华，在养生者看来，吃饭时绝不能无汤。在现代营养学看来，汤不但提供了营养，而且还为身体补充了水分。正因为汤的功效和价值，所以很多营养学家都提出，要想保证健康，一定要注意喝汤。

有些人认为：原料都一样，做成菜与煲汤的营养价值完全一样。这样的认识是错误的。就拿鸡肉来说，做成汤和做成菜，其功效价值相差太多。经过长时间的熬煮，汤中已经蕴含了丰富的营养素，原料中的蛋白质、维生素、钙、铁、磷等必备的营养素都已经充分溶解在了汤中，而且这些营养物质非常容易被人体吸收。蔬菜汤也是汤的一种，很多人都不喜欢喝，其实喝蔬菜汤比直接食用蔬菜营养价值更高，这也是其中的营养物质更容易被人体吸收的缘故。由此可见，汤是无法替代的，不同的吃法会直接影响到营养物质的吸收。

不同汤品功效不同

汤的食材非常广泛，任何人都可以通过喝汤来调养身体，只要注意选择的材料能够为身体补充所需的营养物质，就能达到养生效果。汤品都有一个主料，不同的主料其营养价值也不完全一样。

鸡汤能够抵抗感冒。鸡汤中有特殊成分，能够加快咽喉处血管的血液循环，促进黏液分泌，杀灭和清除呼吸道的病毒细菌。不但能防治感冒，还能有效缓解咳嗽、咽喉炎症的现象，对很多呼吸道疾病都有防治效果。在冬天或者天气温差变化非常大的时候，非常适合喝鸡汤。

鱼汤能防治哮喘。鱼汤中有很多营养素，其中就有一种非常特别的脂肪酸，这种脂肪酸有很强的抗炎作用，能保护呼吸道，防治哮喘病。每周喝一次鱼汤，不但能够强身健体，还能够有效地防治呼吸道疾病。

骨头汤能够补钙、延缓衰老。骨头汤中的钙含量非常高，而且其吸收率也非常高。经常喝骨头汤，能预防骨质疏松。另外，随着年龄的增长，人体的造血能力会下降，导致头发脱落，皮肤出现干燥和松弛，甚至导致各种心血管疾病。骨头汤中含有很多特殊成分，还含有大量的胶原蛋白，能改善皮肤，抵抗衰老。

蔬菜汤也是汤的一种，能有效清洁人体内的垃圾和毒素，而且蔬菜中含有大量的碱性成分，能改善体液的酸碱平衡。有时，我们会在汤中加入海带，海带中含有大量的碘元素，能够调节激素分泌，加快血流量，增强人体代谢。

做汤要掌握正确的方法

汤既美味又能养护身体，但是煲出美味营养的汤并不容易，一定要注意以下一些问题。

做汤的准备工作要做好。做汤的首要工作就是选料，这也是烹制靓汤的关键。务必要保证所选的原料新鲜、无污染、无异味，尤其是肉类原料。煲汤的用具也十分讲究，陈年瓦罐最好，因为其不宜传热，而且通气性、吸附性都很好，能使汤的味道更醇美。

最精细的是做汤的过程，需要注意的问题也很多。首先汤的主料——水要配备合理，水是营养素的溶剂，也担当着传热的重担。水太多，味道就不够浓厚，水太少又不会有煲汤的效果。而且要注意，煲汤不能用沸水，要与原料一同加热至沸腾，才能保证汤的味道。在做汤的过程中还要注意原料及调味料的投放顺序，以便入味。比如，盐不能提前放入，否则会使肉类不容易熟，而且还会使汤丧失鲜味。

在煲汤的整个过程中，要注意火候和时间。这是最难掌握的，也是煲汤的关键。大火、小火是以耗水量来区分的，大火的表现为滚沸；小火的表现为微沸。良好的控制，是对口味的保证。这里提醒各位女性朋友，煲汤一般都需要花费很长时间，而且不同的主材需要煮炖的时间也有很大差别。

喝汤之中有大学问

喝汤只是喝下去就可以了吗？当然不是，喝汤中有很多需要注意的地方，比如体质、年龄、时间、气候等，只有符合喝汤人的生理特点，才能取得预期的效果。

生活中有四季的更替，喝汤也要根据气候的变化进行调整。春季的汤品应该以清淡温和为主，要能扶助正气、补益元气；夏季以进补祛暑为主，能够健脾清热；秋季要以防燥滋润为主，能够生津润肺；冬季应该以温热为主，能够驱寒保暖。

喝汤要根据体质加以选择，体胖者最好喝蔬菜汤，不但能保证营养供给，还能控制食欲，有利于减肥；体型柔弱、有病痛者，可以多喝一些蛋白质含量高的汤，能有效增强体质；孕妇和哺乳期的女性，应该多喝一些骨头汤，能满足人体对钙质的需要。

有些人在喝汤的过程中不喜欢吃渣，认为原料中的营养素已经全都进入到了汤中，这种认识是错误的，很不科学。汤并不能完全溶解所有的营养物质，尤其是对肉类等高蛋白食品来说。这样的行为是一种极大的浪费，而且容易导致营养不良。

很多人喜欢吃汤泡饭，这种做法更不科学，很容易导致营养不良，甚至诱发肠胃疾病。这是因为正常吃饭时，饭经过充分咀嚼之后才能进入到消化系统中。而与汤混合之后，饭直接就进入到了消化道，吃进的食物无法得到充分的消化。长此以往，会导致严重的胃病。

食不可一日无茶

茶具有非常悠久的历史，也是世界上主要的饮品之一。在中国饮食中，茶占据着重要的地位，是我国文化的一部分，而且对整个世界的饮食文化也做出了重大贡献。好茶不仅芳香浓郁，而且对身体极有好处。

饮茶的历史可以追溯到文明的诞生时期，当时的人们就懂得了利用茶来治疗疾病。但随着时代的推移和人们生活质量的提高，饮茶已不再只是为了治病疗养，更是为了调养身心、修身养性，如今喝茶也就成了一种品位和生活质量的体现。经过更深入的研究，人们发现喝茶的药用功效十分强大，对身体的调理和预防疾病有着明显的效用，所以很多人又把饮茶称作茶疗。

茶对人体的保健功效

茶中含有大量的咖啡因，有缓解疲劳的作用。咖啡因与茶叶中的某种物质结合，能降低它们对肠胃的刺激作用，而当它们进入到肠道之后，又能被释放出来，被人体吸收。茶中的茶碱和咖啡因共同作用，能抑制肾脏吸收水分，扩张肾脏血管，从而强化肾脏的排泄作用，帮助身体排出有害物质。

茶中有很多营养素，能调节人体内的脂肪代谢，而且茶叶中还含有大量的芳香类化合物，有溶解油脂的作用。经常饮茶能帮助人体消化食物中的脂肪，还能促进身体内脂肪的代谢，从而达到降脂减肥的目的。

茶中含有微量元素氟，能坚固牙齿，增强牙齿的抵抗力。而且茶叶中还有碱类物质，能减少钙质的流失。茶中的儿茶素有清除口臭的功能，而且还能杀灭细菌，有消除炎症的作用。茶中的多酚和鞣酸能侵入细菌，凝固蛋白质，进而杀死细菌。

茶还有一定的防病作用。茶中含有多酚，能吸附人体内沉积的重金属，减轻重金属对人体的伤害，预防癌症；其中的单宁物质和儿茶素，能中和放射性物质，减少放射性物质对人体的伤害。而且茶叶中还含有大量的茶多酚和维生素 C，能增强血管韧性，防治动脉硬化、冠心病、高血压等疾病。

喝茶要避免进入误区

尽管茶的历史十分悠久，也已经成为我们生活中的一部分，但人们对茶的认识还是存在着误区。这些错误认识，不但会降低茶的效用，还会伤害身体。

很多人认为喝茶能够解酒，于是在饮酒过后就大量饮茶，尤其是喝浓茶。但是研究表明，喝茶不但不能解酒，反而对人体有害。茶中含有咖啡因，这种物质有利尿作用，大量饮酒后，人体内的酒精含量很高，在咖啡因的作用下，大量酒精会未经过分解就直接进入肾脏，加重肾脏的负担。长期下去，很容易患肾病。

有些人夸大了茶的功效，认为茶能够治百病。饮茶对某些疾病确实是有辅助治疗的作用，但是并不是对所有的疾病都有效，对某些疾病来说，还有加重的可能。神经衰弱、失眠的人，胃溃疡病人，便秘病人，都不适合饮茶。

喝茶有助于消化，似乎是一个常识，但是这种饭后饮茶的习惯并不好。茶叶中的鞣酸和茶碱，会抑制肠胃分泌消化液，严重影响消化。而且鞣酸容易与肉类、蛋类中的蛋白质发生反应，生成不容易被人体吸收的物质。另外，茶叶中的多种物质对胃、大肠、小肠吸收营养物质都有抑制作用，如果长期在饭后饮用茶水，很容易导致消化不良、便秘，而且还会导致营养障碍和贫血等病症。

科学饮茶的方方面面

我国茶文化十分精深，但是大多数人对饮茶都太过随意，完全凭借自己的习惯、爱好、认识来沏茶泡茶。事实上，只有符合科学规律地饮茶，才能真正地发挥茶的作用。

泡茶是一件很讲究的事情，普通的茶叶以冲泡三次为宜。经过科学研究，人们发现，三次泡茶过后，其中的营养素就几乎全部浸出，之后其营养价值锐减。所以一般的茶以浸泡三次为佳。而且喝茶要注意量，每天喝茶不宜太多。饮用过多会影响人体对很多营养物质的吸收。比如铁，从而诱发各种疾病。

喝茶要注意搭配。茶中加糖，这是很多人的习惯，也是人们经常犯的一个错误。茶水有清热解毒的作用，加入糖就会抑制其效果。茶水不宜煮鸡蛋，这是因为茶水中的物质会与蛋类的蛋白质发生反应，影响人体对蛋白质的吸收。吃羊肉不宜饮茶，这是因为羊肉与茶中的某种物质混合容易形成一种特殊的蛋白质，会减弱肠道蠕动，导致消化不良，引起便秘。

晚上最好喝红茶，而不喝绿茶。因为绿茶中的刺激性物质含量较大，而红茶刺激性较弱。而且晚上不宜喝太浓的茶，否则容易刺激神经，使情绪激动，并导致失眠。从这一点来说，神经衰弱和失眠者，晚上最好不要喝茶。

饮水的茶杯要及时清洗。经常喝茶的人都知道，茶杯很容易产生茶垢，但是很多人不知道茶垢中的铅、汞、镉等重金属物质含量非常高，这些物质很容易随着茶水进入人体，并在身体内堆积。当积累到一定量之后，这些物质就会对神经、消化、泌尿系统产生伤害。怀孕的女性经常使用这样的水杯，还容易导致胎儿畸形。

让酒驱走疾病

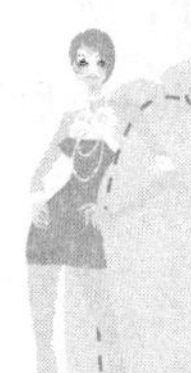

酒是一种独特的饮品，无论是在日常生活中，还是在节日庆典中，酒都占据着重要的地位。从古至今，酒已经渗透到了我国悠久的文化中，也已经成为了文化的一部分。很多人都醉于酒的醇香，但是很多人都不知道酒还能治病。

人们在忙碌、欢聚、忧伤、欣喜之时往往都离不开酒，其实酒已经不单单是一种饮料，它们还是一种感受、一种追求、一种心情。酒的醇香虽然让人陶醉，但同时也带来了隐患，健康的饮酒能够治病强身，而不健康的饮酒不但会毁坏人的身体，还会诱发巨大的灾难。对于酒，不同的理解，也形成了不同的认识。全面了解酒，也就成为非常重要的一环。

酒的营养价值和功效

酒的种类很多，功效也各不相同。中医认为酒有疏通经脉、驱寒温阳、疏肝解郁的功效。现代医学则认为，适当饮酒，对身体的各个器官和系统都有调节作用。

1. 酒能调节消化系统

研究表明，酒能促进食欲，帮助消化。人在进入中年之后，消化系统功能就会减弱。饭前适量饮酒，能促进消化系统各个器官分泌消化液，并增强肠胃对食物的消化吸收能力。

2. 酒能调节神经系统

压力过大会导致身体分泌很多有害物质，增加人体内的活性氧含量，诱发癌症、老化等多种病症。而酒能释放压力，抑制活性氧产生，并且还能放松精神。喝酒能够解愁这个说法，有一定的道理。而且酒还能缓和人体紧张、忧虑的情绪，消除疲劳、促进睡眠。实验研究也表明，适量饮酒能保证良好的睡眠质量。

3. 喝酒能够预防多种疾病

酒能够使人体内的高密度脂蛋白增加，以此有效减少冠心病的发病率。而且喝酒还能促进血液循环，防止血液在冠状动脉中凝固，预防多种心血管疾病。女性适量饮酒，能降低患糖尿病和中风的危险，还有助于女性保持体形。另外酒精具有极强的杀菌作用，能防治多种由致病细菌引起的疾病，将酒制成药酒，还能治疗多种疾病。

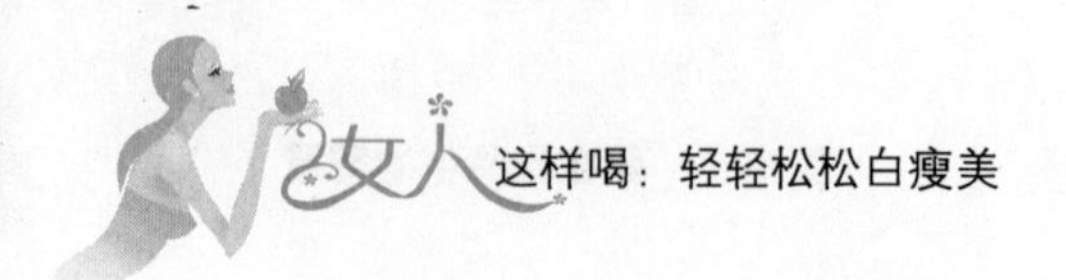

过量饮酒对人体的危害

适量饮酒能够预防多种疾病，而过量饮酒则有害健康。肝脏是分解酒精的重要器官，大量饮酒，对肝脏的损伤也最大。长期大量饮酒容易造成酒精性肝病，甚至形成肝硬化。当然酒精对人体的危害还不止这些，对身体的各个部分都有重大影响。

1. 眼睛

过量饮酒很容易导致结膜充血，形成慢性结膜炎。体内酒精含量过大，会造成B族维生素供应不足，诱发多种眼部疾病。而且酒还会直接影响视网膜，导致人对光线的适应能力减弱，并严重削弱人体对事物的辨别能力。

2. 消化道

酒通过消化道直接进入人体，大量饮酒会对消化系统形成一个持续的刺激，而对消化系统产生重要影响，其对消化道中的食管影响最大。所以大量饮酒后，人容易出现恶心、呕吐、腹泻等症状。酒精进入人体后会降低消化系统内各种酶的活性，不但会影响人体对多种营养物质的吸收，还会使细胞结构和形态出现异常。长此以往，很容易导致营养不良。

3. 呼吸道

酒精溶解在血液中，随着血液会到达肺部，会对肺部的呼吸道和黏膜产生很大的影响，降低其抗病毒能力，并诱发吸入性肺炎。感染严重者，还容易导致中毒性休克。而且长期大量饮酒，还会导致多种呼吸道感染病，所以经常饮酒的人，很多都有咽喉痛、声音嘶哑、胸痛等症状。

4. 神经系统

酒精能够抑制中枢神经，干扰神经元的信息传递和反应，并抑制大脑皮层和高级中枢。所以随着饮酒量的增加，人体会表现得先兴奋，紧接着稳定性、协调性都大大降低。长期过量饮酒，还会导致神经元细胞减少，甚至小脑萎缩，更可怕的是，这种病变萎缩不能恢复。

生活中错误的饮酒方式

错误的饮酒方式会对身体造成致命伤害，以下这些饮酒禁忌，在日常生活中必须注意。

1. 空腹饮酒

酒进入人体后，会进入肝脏进行分解，在这个过程中需要很多酶、维生素的参与。如果空腹饮酒，人体就无法提供足够的维生素。而且空腹饮酒，会使酒精非常容易被人体吸收，加重肝脏的负担，造成机体失调。所以在饮酒的过程中，一定要配有菜品。

2. 喝酒混饮

每种酒的功效不同、制作方法不同，营养成分也不同。当不同的酒混合在一起时，不同的营养成分之间很容易发生反应，产生对人体有害的物质。所以喝过混酒的人都感觉不舒服、头痛、易醉。

3. 喝酒解愁

情绪过分激动时，不宜饮酒。这是因为这种状态下大量饮酒会严重影响肝功能，不但不能帮助饮酒者释放情绪，反而可能使人做出偏激的事情来，酿成恶果。

4. 与姜、胡萝卜同吃

胡萝卜中含有丰富的胡萝卜素，会与酒精发生反应，形成毒素。这些毒素会在肝脏处累积，并最终诱发肝病，所以胡萝卜不能与酒同吃。生姜属于温热食物，与酒性相同，同时食用，容易使人生疮，危害人体健康。

5. 与咖啡、茶同饮

很多人有酒后喝茶的习惯，这种习惯对人体有害无益。酒精进入人体后，会在酶的作用下分解成二氧化碳和水，然后排出体外。而茶中含有大量的茶碱，茶碱会使部分酒精未经过分解就直接进入肾脏，加重肾脏负担，使肾脏患病。而且酒后不宜立即饮用咖啡，否则会对神经系统产生重大影响，刺激血管扩张，增加心血管的负担，对身体造成更大的伤害。

用豆浆来保证营养的均衡

豆浆是深受我国人民欢迎的一种饮品，也是一种老少皆宜的营养品。随着科技的发展，人们对豆浆的认识也越来越深，其保健作用也得到了人们的认可。随着人们对养生的重视程度越来越高，豆浆已经作为一种全新的饮食风尚进入了我们的生活。

我国古代有“五谷杂粮”的说法，而大豆就是五谷中的一种。古代传统饮食讲究“失豆则不良”，可见豆类对人体生命健康的重要性。而豆浆的主要原料是大豆，豆浆继承了大豆的绝大多数营养素，对人体非常有益。甚至一些营养学家称豆浆为“植物奶”，其营养价值非常高，甚至其受欢迎的程度在很多国家都有超过牛奶的趋势。但是喝豆浆也要注意方法，不注意饮用技巧和禁忌，营养价值降低事小，毁坏了我们的身体健康可是大事情。

豆浆中的营养成分

1. 优质蛋白

在蛋白质的含量和质量上，豆浆中的大豆蛋白能与动物蛋白相较高下。大豆蛋白属于优质蛋白，而且几乎不含有饱和脂肪酸和胆固醇，能大大降低高血脂、冠心病的发病率，是心血管疾病和肥胖者的绝佳选择。

2. 膳食纤维

膳食纤维虽然不能为身体提供能量，但是它们对维护人体的正常运行有着非常重要的作用。豆浆中的大豆膳食纤维含量多、体积大，能有效刺激肠道蠕动，促进消化。而且大豆膳食纤维还有调节血压、血脂，降低胆固醇的作用，经常食用还可预防糖尿病和癌症。

3. 不饱和脂肪酸

大豆中含有的脂肪中，80%都是不饱和脂肪酸，能够维持细胞的正常代谢、降低身体内的胆固醇和甘油三酯含量，有提高脑活性、增强记忆力，预防老年痴呆症的作用。同时还能改善血液循环，促进人体排除毒素和有害物质，非常适合心脑血管疾病患者饮用。

4. 大豆异黄酮

豆浆中含有的大豆异黄酮，与雌激素有相似的功效，被称为植物雌激素，这种物质对女性来说非常有益。大豆异黄酮能够滋润皮肤，使皮肤保持白皙水嫩；还能够增加乳房中的脂肪，有一定的丰胸效果；而且能缓解各种因雌激素分泌不足而引起的病症，有一定的抗癌作用。

豆浆应该如何饮用

1. 喝豆浆的时间

很多人认为早晨是喝豆浆的最佳时间。生活水平的提高，使豆浆机也进入了我们的生活，只要在前一天的晚上泡好大豆，第二天就能很快喝到新鲜的豆浆。其实豆浆是健康饮品，不仅早上能喝，中午和晚上也可以饮用。

2. 喝豆浆要搭配食物

豆浆是蛋白质很高的食品，只有当人体摄入的热量足够时，蛋白质才不会被人体作为糖类、脂肪消耗掉。如果在空腹时只饮用豆浆，就会大大降低其营养价值，而且还会给代谢系统增加负担。所以在喝豆浆时，最好搭配一些淀粉含量较多的食物，比如饼干、面包等，或者在饭后食用。注意饮用时间，不但有利于人体的消化吸收、营养均衡，而且能够物尽其用，不浪费宝贵的营养素，对人体健康十分有利。

喝豆浆要注意的问题

1. 不喝未煮熟的豆浆

大豆中含有大量的胰蛋白酶抑制物质，在加热的过程中，这些物质遭到了破坏，虽然还有部分残留，但是已经对人体没有太大影响。如果豆浆不煮熟，豆浆中这种物质的含量就会很高，饮用后会诱发呕吐、恶心、消化不良等症状。

2. 喝豆浆不宜过量

凡事过犹不及，喝豆浆也是一样。虽然豆浆对人体的健康非常有利，但是如果一次性摄入太多，很容易引发腹痛、腹泻等病症。

3. 喝豆浆要注意搭配

豆浆不宜用来冲鸡蛋，这是因为鸡蛋中含有很多致病细菌，而豆浆的温度并不足以杀死其中的细菌，最终诱发多种消化系统疾病，但是豆浆可以与鸡蛋同食；豆浆中不宜加红糖，红糖中含有有机酸，豆浆中的某些物质会与其发生反应，形成沉淀物；蜂蜜中也含有大量的有机酸，不但会形成沉淀，影响营养物质的吸收，还会影响整个消化过程。

如何制作优质豆浆

1. 选豆

豆浆看起来简单，但是做的时候，要注意的地方也不少。其中最关键、最基础的一步就是选豆，这直接影响到豆浆的营养价值。优质的大豆看起来饱满圆润，大小均匀，类似于卵圆形或者球形，而且随便抓一把，没有太多的杂质。

2. 泡豆

大豆表面有一层膳食纤维，做豆浆之前要先泡豆，使其表面软化，而且经过各道工序之后，其中的营养素也会更容易被人体吸收。一般来说，大豆的浸泡时间要在 10 个小时左右，但时间可以根据温度做适当调整，夏季时间可以稍微缩短，而冬季时间可以略长一些。

3. 打浆

准备就绪之后，将泡好的大豆放入豆浆机中，并加入清水进行打浆。十分钟，即可做出豆浆来。但在制作之前需要注意，要把泡好的大豆多清洗几遍，以洗去上面残留的物质。否则很容易引起腹痛、腹泻、腹胀等症状。

近乎完美的牛奶

牛奶是营养十分全面的饮品，几乎涵盖了人体所需的一切营养素。日常生活中很少有哪些饮品能够与它相媲美，是人类不可缺失的天然饮品。在很多西方国家，牛奶是每天的必需饮品。很多营养学家称牛奶为“白色血液”，这也充分说明了其营养价值之高。

牛奶是一种非常古老的天然饮品，营养素含量丰富且均匀，水、脂肪、蛋白质、糖、无机盐含量都很高，对人体有十分明显的养生效用。牛奶的最大特点是含钙高，而且非常容易被人体吸收。当然日常生活中，还有很多的奶制品，它们是由牛奶经过很多道工序制作出来的，营养价值也很高。牛奶是健康、营养、保健功效十分明显的饮品，但是要想喝出健康，还需要懂得很多关于牛奶的小知识。

牛奶的保健功效

1. 补钙

从中国人的膳食结构来说，牛奶是最普遍、最廉价、最快捷的补钙食品。牛奶以及奶制品中的钙含量都很高，而且吸收利用率也很高。通过科学分析人们得知，牛奶中的钙吸收率是普通食物的两倍，而且牛奶中还含有很多矿物质、维生素，这些都能够促进人体对钙的吸收。

2. 健脑

大脑主要是由蛋白质和磷脂构成的，钙、维生素 B_1、牛磺酸、烟酸等都对大脑有重要影响。而牛奶中这类物质的含量都很高，能增强大脑神经的传导功能和反应速度，提高人体记忆力。而且大脑内部也是有严格的酸碱度范围，如果偏离了这个范围，大脑就会受到影响，最终导致记忆力下降、思维能力减弱，

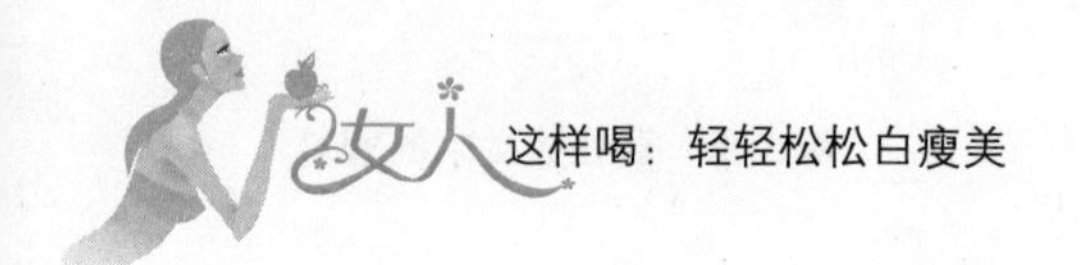

所以说牛奶有调节酸碱度的作用。

3. 减肥

人类的很多恶性疾病都与肥胖有很大关系，比如高血压病、糖尿病、痛风、心力衰竭等，这也提醒了我们减肥的重要性。牛奶中含有丰富的钙元素，能促进脂肪的分解，帮助减肥，而且牛奶中还含有其他对减肥非常重要的成分，比如其中的氨基酸有助于稳定血糖，降低食欲。常喝牛奶，不但能提供钙质、帮助减肥，而且还能有效地避免营养不良，保护强健肌肉、内脏。

4. 改善亚健康

亚健康是一种病前状态，主要是由内、外两个方面引起的。内因指的是不良的生活习惯，比如偏食挑食、暴饮暴食、睡眠不规律、烟酒频繁等，外因包括压力、环境污染、气候恶劣、食品污染等。亚健康是人体并没有出现明显的病态，但是其功能明显下降，如果不注意，就会致病。要恢复健康状态，除了要加强体育锻炼之外，还要改善饮食，每天都喝一定量的牛奶就很重要。

喝牛奶要讲究时间

1. 早餐

早晨是喝牛奶的好时机，经过一晚的消耗，人体迫切需要补充各种营养素，这个时候喝上一杯牛奶，对身体极有好处。但是要注意，早餐喝并不代表空腹喝。空腹喝牛奶，会造成牛奶很快流经消化系统，并排出体外，丧失部分营养价值。并且牛奶中含有的蛋白质，是构成人体细胞的重要物质，早晨正是人体非常需要补充热量的时候。空腹喝牛奶，会使蛋白质被作为能量提供物质消耗掉，营养价值降低。

2. 晚上

晚上是喝牛奶的最佳时间。牛奶中含有大量的L—色氨酸、吗啡类物质，这些物质都有一定的镇定作用，非常有助于睡眠。其中的L—色氨酸会在人体内形成5—羟色胺，能抑制大脑活动，缓解人体紧张情绪，促进睡眠。晚上喝牛奶的最大好处是有利于钙的吸收。晚上人体血液中的钙含量会逐渐降低，从而影响到各项生理活动，并促进组织、骨骼中的部分钙盐进入人体。不注意补钙，就会导致骨质疏松。

喝牛奶需要注意什么

1. 牛奶不宜煮沸

高温对牛奶中的营养素破坏力极强，当温度过高时，牛奶的色、香、味都会减退，而且还会造成营养流失，所以加热牛奶时温度不宜过高。加热的主要目的是杀灭其中的有害细菌，一般来说，加热到80℃左右就可以了。而且牛奶不宜用铜器煮，铜会催化牛奶中营养素的反应，加快营养素的流失。最好也不要用微波炉加热牛奶，不但不利于杀菌，还会降低牛奶的营养价值。

2. 牛奶不宜冷藏

生活节奏的加快，也使时间变得异常珍贵，有些人习惯一次性买很多牛奶，然后存放到冰箱中，随喝随取。这样做并不好。冷冻后，牛奶中会出现固态的悬浮物，浓度会降低，液汁呈现水样。当然，牛奶的营养价值也会下降。

3. 喝牛奶要注意搭配

有些人在煮牛奶时喜欢放糖，以增加口感，但这并不科学。牛奶中的赖氨酸与糖中的果糖会发生反应，形成果糖基赖氨酸。这种物质不仅不能被人体吸收，还有一定的毒性，同样的道理，牛奶与橘子也不宜同食。牛奶也不要与巧克力同时食用，巧克力中含有草酸，与牛奶混合在一起会形成草酸钙，引发腹泻、头发干枯等症状。另外，牛奶中也不宜加钙粉。在牛奶中加入钙粉，其中的酪蛋白就会与钙离子结合，形成沉淀，影响其营养价值。

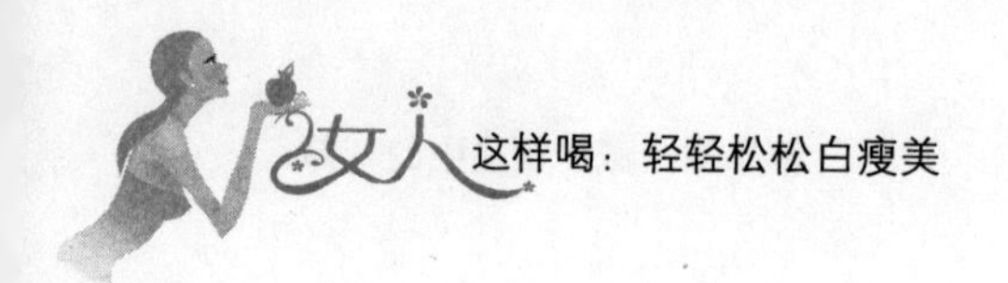

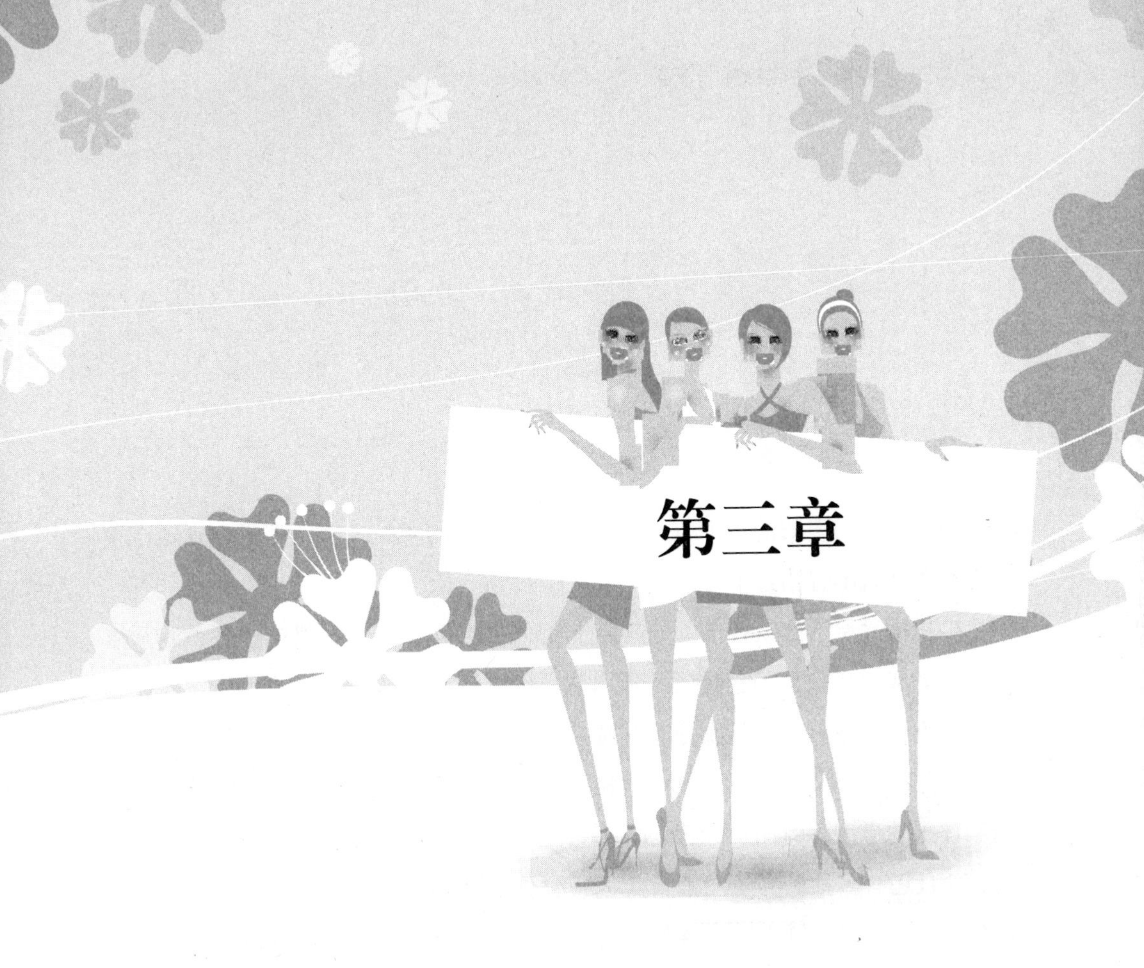

最美味的果汁饮品

哪种饮品最受女性朋友欢迎？估计非果汁莫属。果汁的主要原料是常见的水果，酸酸甜甜，不但能补充多种维生素，还能增强人们的食欲。当然，女性朋友喜欢喝果汁还另有原因，那就是果汁的热量非常少，在美白肌肤的同时，还能让女性朋友轻松地苗条起来。

燕麦牛奶香蕉汁

肌肤美白是美丽的一个方面，也是每位女性的毕生追求，那下面这道燕麦牛奶香蕉汁就不容错过了。

牛奶是最原始的饮料之一，其营养价值也异常丰富。牛奶中的各种物质含量都很丰富，其中不但包括钙，还有磷、铁、锌、铜、钼等，并且非常容易被人体吸收。牛奶中的营养成分非常复杂，其中最突出的是含有大量氨基酸。燕麦是一种常见食品，也是世界性作物，但其营养价值并不差。在美国《时代周刊》评出的十大营养品中，燕麦位列第五位。燕麦中的蛋白质、脂肪含量都很高，而且还有多种矿物质元素，其他粮食作物远远不及，并且燕麦中的膳食纤维含量异常丰富，维生素E含量也高得出奇。燕麦和牛奶都有很强的美肤效果，而香蕉能有效地促进排便，有清除毒素的作用，而且这道果汁原料简单，操作简便，是极好的早餐饮品。这样的一道饮品，怎么能错过！

1. 制作食谱

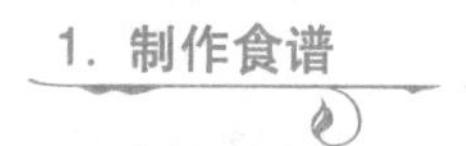

主料：燕麦15克，牛奶50毫升，香蕉半根，水70毫升，蜂蜜3毫升。

制作方法：

① 用水将燕麦泡软；香蕉去皮，切成小段。

② 把牛奶、香蕉、水、蜂蜜一起放入榨汁机中，搅拌均匀即可。

2. 食谱功效

① 牛奶的营养价值

牛奶中含有大量的钾、镁，能够强化心脏功能，缓解心脏疲劳，两种矿物质互相作用，能促进血液循环，十分有助于美白肌肤。而且钾还有利尿的作用，能维持身体内液的平衡，消除水肿。牛奶能抑制人体吸收食物中的重金属元素，不但能防癌抗癌，还能延缓衰老。牛奶中铁、铜、卵磷脂的含量都很高，对大脑非常有利，能够提高大脑的运转速度，使人体一直保持旺盛的精力。牛奶中的维生素 A 能够提高视力，防止皮肤干燥，保持皮肤白皙、光泽；维生素 B_2 能够促进皮肤代谢。牛奶非常容易消化，尤其是其中的钙和维生素 D，几乎任何食物都无法与之相比。牛奶不仅能够给肌肤补充营养，其中的酵素还有消炎、消肿的作用。

② 燕麦、香蕉的营养价值

香蕉中含有大量的亲糖蛋白质，因此更容易被消化吸收，有增强免疫力、增强防癌抗癌的效果，还能为细胞的新陈代谢提供原料和基础物质，延缓衰老。燕麦能预防高血脂、心脑血管疾病，还能降低血管和肝脏中的胆固醇、甘油三酯。长期食用，不但能有效预防糖尿病，还能防止肥胖症。燕麦的抗细菌、抗氧化作用明显。经常食用，能够美白肌肤，护肝养胃，还能提高人体的免疫力，抵抗传染病。另外，燕麦还有养发护发的作用，头发的主要成分是角质蛋白，而燕麦蛋白就能在头发表面形成保护膜，减少摩擦力，从而保证头发的健康，使头发保持一定的柔韧、光滑。

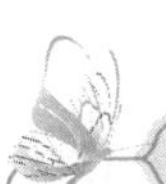

细节提示

不要饮用生牛奶，这是因为生牛奶中含有很多致病细菌，容易引起消化道疾病。也不要喝冷牛奶，冷牛奶会影响胃功能，引起轻度腹泻，而且其营养物质不易被人体吸收。

芒果菠萝梨水

过敏是一个令人非常头疼的问题，尤其是在夏天。很多人认为过敏反应是与生俱来的，无法缓解和预防。这种认识是错误的，科学研究表明，过敏还与体质有很大关系。这里给大家介绍的这道果汁就有增强体质，抵抗过敏的功效，而且还非常可口。

鳄梨是一种著名的热带水果，营养价值很高。鳄梨果肉非常柔软，色黄，风味迥异，而且还含有大量的维生素、脂肪、蛋白质，其维生素含量在水果中名列前茅。当然，其中的钠、钾、镁、钙等矿物质含量也很高，并且鳄梨中还含有大量的非饱和脂肪酸。芒果是一种产自热带的水果，果肉细腻，浓香独特，非常受人们喜爱。芒果果实中含有大量的糖、蛋白质、粗纤维，其中的维生素A、胡萝卜素、维生素C含量特别高。

1. 制作食谱

主料：鳄梨50克，芒果100克。

辅料：菠萝、水、蜂蜜适量。

制作方法：

① 鳄梨、芒果洗净后去皮、去核；菠萝去皮，切成块状。

② 把鳄梨、芒果、菠萝一同放入榨汁机中，加入蜂蜜和水搅拌均匀即可。

2. 食谱功效

① 鳄梨的营养价值

鳄梨中的维生素B_6含量很高，维生素B_6有很强的抗过敏的作用，并且还能减少抽搐、防止衰老，怀孕的女性吃鳄梨还能够缓和呕吐症状，如果缺失了维生素B_6，人很容易患贫血、脂溢性皮炎等疾病。鳄梨中含有丰富的维生素A、维生素E、蛋白质，而且还含有大量的“油酸”，能够起到保护肌肤的作用，并且还能急速补充水分。另外，鳄梨还能去除皮肤的角质，保持肌肤柔软、水嫩，防止头发干枯毛糙，使头发保持柔顺。

② 芒果的营养价值

芒果味甘、酸，性热。未成熟的芒果有抑制细菌的作用，能保护皮肤，促进消化吸收。芒果中含有大量的芒果甙，祛疾止咳的效果非常明显，能维护身体健康。芒果具有益胃、解渴、利尿的作用，还能消暑清热，对于排出身体内的毒素有很强的促进作用。芒果能降低人体内的胆固醇含量，经常食用能够防治心血管疾病，不但有益于视力，还可滋润皮肤，预防肥胖病。芒果肉多甜美，还具有预防乳腺癌的作用，这是因为芒果中含有生物活性成分丹宁，丹宁是一种多酚，略带苦味，能够打破细胞的分裂周期，所以芒果能够预防癌症。

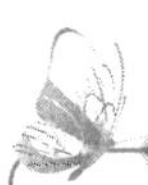

细节提示

芒果口感好、营养价值高，但不宜过量食用。芒果中的刺激性物质含量较多，尤其是其中的芒果汁，很容易造成面部皮肤红肿、发炎，所以不要吃太多。另外，吃完之后，要擦掉粘在面部的芒果汁肉，以免刺激皮肤。

樱桃橙子汁

在所有维生素中，我们对维生素 C 最为熟悉。维生素 C 不仅能够美白肌肤，还能够抵抗衰老、淡化色斑。今天给大家介绍的这道果汁食谱就把樱桃、橙子放到了一起，是一道名副其实的维生素 C 大餐。

樱桃是一种极受人们喜爱的水果，其原因不仅是它们味道纯美，更因为它们外表娇艳可爱，小巧玲珑，看起来像珍珠玛瑙一样。樱桃味道酸甜可人，并且还可以腌制或者作为酿造果酒的原料，所以备受青睐。樱桃中的水分、碳水化合物、蛋白质含量较高，而且富含多种维生素、矿物质。更重要的是，樱桃的发育周期短，生长期间不使用农药，是一种绿色保健食品。橙子是一种柑果，是柚子与橘子的混合品种。橙子呈圆形或者长圆形，果皮不容易剥离，汁味甜而香。橙子中的水、膳食纤维、碳水化合物含量非常高，而且含有各种维生素、矿物质。这两种水果味道香甜，做出的果汁口感极好。

1. 制作食谱

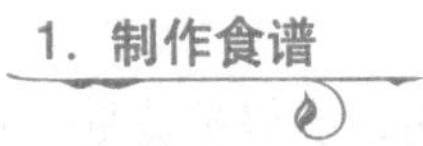

主料：樱桃 5 个，橙子 50 克。

辅料：蜂蜜、柠檬汁、水适量。

制作方法：

① 樱桃洗净后去核；橙子去皮。

② 樱桃、橙子、水一起放到榨汁机中，然后加入蜂蜜、柠檬汁，搅拌均匀即可。

2. 食谱功效

① 樱桃的营养价值

樱桃中的铁元素含量非常高，在水果中几乎无可匹敌。铁对人体至关重要，能合成人体血红蛋白、肌红蛋白，在人体的免疫系统、代谢过程中发挥着重要作用，同时还影响着人体的神经功能、大脑功能。樱桃性温热，能够祛风杀虫除湿，能有效地治疗因风湿而引起的腰腿疼痛，还能防治多种由寄生虫引起的疾病，对身体非常好。樱桃对烧伤、冻伤还有一定的疗效，把樱桃汁涂在患处，不但能够避免伤口感染，还能止痛，对保持皮肤健康非常有利。樱桃的营养价值很高，把樱桃汁涂抹在脸上，能去皱消斑，美白补水。樱桃中的维生素 A 含量要比葡萄、苹果等高出很多，吃樱桃能够有效地保持视力。日常生活中，需要经常面对电脑的女性朋友，可以把樱桃作为日常食品食用。

② 橙子的营养价值

橙子味甘、酸，性凉，具有防治便秘、生津止渴、开胃通气、帮助消化的功效。橙子中的维生素 C、维生素 P 含量都很高，能有效地提高身体的免疫能力，保持血管弹性，降低胆固醇，预防心血管疾病，还能防治肥胖症。橙子中含有的果胶和维生素，能够促进肠道蠕动，促进人体清除体内垃圾，排除有害物质，有轻身排毒的作用。咳嗽哮喘者多吃一些橙子有好处，这是因为橙子有化痰、润肺的作用，多喝橙汁，能明显增加人体内的高密度脂蛋白，强化心脏，使身体充满活力。

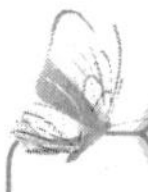

细节提示

橙子不宜过多食用，否则容易患“橘皮病”，使皮肤变黄。空腹也不要吃橙子，橙子味道比较浓烈，而且酸度较大，对胃刺激作用明显。

甜香瘦脸果汁

很多女性朋友早晨起来后都会有脸部“胖胖的”感觉，为此她们也困扰不已，其实这只是水肿的正常反应。不要担心，这道甜香瘦脸果汁就能轻松让你的脸“瘦”下来，而且番茄、西瓜可都是极致美味噢！

青梅是梅的一种，果大、皮薄、核小、质脆细，口感细腻，酸度高、汁多，还有浓浓的甜香味，含有多种人体所需的氨基酸。青梅最显著的特点是果酸和维生素 C 含量非常高，因此青梅被称为“天然绿色保健食品”。青梅中的各种酸性物质含量非常高，能够有效地促进身体的代谢，促进钙的吸收。而梅子粉的原料就是青梅。西瓜是“瓜中之王”，清爽甘味多汁，在盛夏尤其受欢迎。西瓜中不含脂肪和胆固醇，但是含有大量的葡萄糖、果糖、精氨酸以及各种维生素、矿物质。青梅、西瓜，一个酸、一个甜，味道可口，还能消肿去水。

1. 制作食谱

主料：西瓜 50 克，番茄半个，梅子粉 3 克。

辅料：柠檬少许，水适量。

制作方法：

① 将西瓜去皮，切成块状；番茄洗净后也切成块。

② 将西瓜、番茄都放入榨汁机中，榨成果汁。

③ 在西瓜番茄汁中加入梅子粉、柠檬、水，搅拌均匀即可。

2. 食谱功效

① 西瓜和番茄的营养价值

番茄和西瓜中都含有大量的钾离子，有很强的利尿作用，而且钾离子能够调节体液浓度，促进身体排出多余的钠离子和水分，有效地消退水肿，人也就会瘦下来，而且还能使皮肤保持紧实弹性。当然，西瓜的消肿作用也适用于身体的其他部位，比如腿部，西瓜是天然的瘦腿水果。吃西瓜后，排尿量会增加，有利于减少胆色素的含量，排出身体内的有害物质，预防肠道疾病。

② 青梅的营养价值

青梅中富含有机酸，能增进食欲，同时还能除烦、清心，并且青梅能够清除体内的疲劳物质，从而产生能量，促进食物完全燃烧，使人保持一种美丽精致的姿态。青梅还有利于人体对钙的吸收，尤其是对孕妇和哺乳期的女性来说，青梅尤其适合。青梅酸味极强，不仅能清除体内乳酸，还能抑制乳酸产生，清洁血液，并且青梅的抗菌作用也很明显，能杀毒、解毒，分解和清除人体内的有害物质。常吃青梅，能促进人体内有害物质的排出，达到瘦身、健身的目的。青梅能够用来调节肠胃，这是因为青梅中含有儿茶酸，能刺激肠道蠕动，收缩肠壁，治疗便秘疗效显著。青梅中的矿物质和酸性物质含量非常丰富，能刺激人体分泌腮腺激素，可以使血管和组织年轻化，并促进皮肤新陈代谢，起到美容、美发的作用。

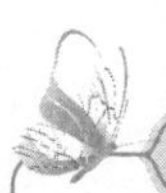

细节提示

西瓜和番茄都是凉性食物，体寒之人不宜多吃。另外，如果是肾脏或肝脏出现异常引起的水肿，不宜用这种方法来消肿。

奶香双瓜汁

瓜类是人们重要的食物来源之一，也为人体提供了诸多营养。瓜类中有蔬菜，有水果，品种繁多。今天我们给大家介绍的这道果汁，就用到了两种瓜做原料，而且把它们与牛奶混合到了一起，味道更加独特。

大多数的瓜类都属于凉性，但是南瓜却属于温性。南瓜的营养价值很高，含有大量的维生素C、糖类，还有很多的钙、铁。成熟的南瓜可以做粮食，可以制成各种饼，还可以制成零食，用途非常广泛。牛奶是人类重要的奶食品，绝大多数的奶类食品都是由牛奶制成的，它们的效用也是十分明显。甜瓜又称香瓜，因味甜而得名。甜瓜是夏季重要的消暑瓜果，营养价值与西瓜不相上下。甜瓜中的水分和蛋白质含量低于西瓜，但有些营养素含量与西瓜相仿，其中芳香物质、矿物质、维生素 C 含量还高于西瓜。我国医学认为甜瓜具有“消暑热，解烦渴，利小便”的功效。香瓜、南瓜、牛奶，香气浓郁，而且能够美白肌肤，为身体健康保驾护航。

1. 制作食谱

主料：南瓜 30 克，香瓜半个，牛奶 300 毫升。

辅料：热水、蜂蜜适量。

制作方法：

① 将南瓜蒸熟，去皮；把香瓜切成小块。

② 南瓜、香瓜、牛奶、热水、蜂蜜一起放入榨汁机中；搅拌均匀即可。

2. 食谱功效

① 香瓜的营养价值

香瓜有利于人体的心脏、肝脏、肠道，能有效地促进内分泌和增强造血功能。甜瓜中的碳水化合物、柠檬酸含量非常丰富，且水分十分充沛，能消暑除烦，为身体补充水分。而且甜瓜有一种转化酶，能够将不溶性蛋白质转变成可溶性蛋白质，促进人体吸收，为细胞的分裂增生准备原料，并促进多种酶的合成。

② 南瓜的营养价值

南瓜中的维生素 C 含量丰富，能治疗夜盲症，强健脾胃，护肤养颜，还能抵抗癌症。另外，南瓜中还含有大量的维生素 A、维生素 D，维生素 A 对视力极好，而且还能防止胃部疾病，维生素 D 能促进人体吸收钙质，强健骨骼，保持体型。南瓜所含成分还能促进胆汁分泌，促进肠道蠕动，帮助食物消化，有清除宿便、调养身体的作用。

③ 牛奶的营养价值

牛奶中含有乳清，能够清除皮肤表面的黑色素，防止色斑形成，达到美白肌肤的效果。牛奶中还含有油脂，能够为皮肤提供封闭性保护，防止皮肤水分蒸发，保持水分，保证皮肤光泽润滑。牛奶中的钙最容易被人体吸收，而且各种矿物质含量也十分合理，孕妇、绝经期前后的女性，应该多喝牛奶，对身体健康十分有利。

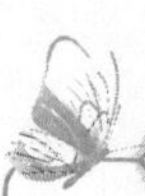

细节提示

牛奶和南瓜都能迅速为身体补充能量，促进体力的恢复。但是其热量也比较高，所以正在瘦身的女性不宜多食。

荔枝马蹄糖水

荔枝口味独特，香气怡人，备受女性朋友青睐。这道荔枝马蹄糖水把荸荠、荔枝放到了一起，不但清凉可口，而且颜色还非常漂亮。

荔枝原产于我国南方，是“南国四大果品”之一，我们经常食用的部分是其果实的假种皮。荔枝的花朵中，富含蜜腺，是重要的蜜源植物。荔枝肉味道鲜美，呈现半透明状，但是不易储藏，果肉中含有丰富的糖类、果酸、蛋白质，还含有大量的矿物质以及维生素。荸荠的食用部位是球茎，俗称马蹄，荸荠的形状与栗子很像，并且其药效、营养价值、性味都与栗子相似。荸荠皮色紫黑，果肉洁白多汁，爽脆可口，自古被人们称为“地下雪梨”。荸荠是水果也能算作蔬菜，但它们是时令之品，反季的荸荠最好不要吃。荸荠中的营养素含量丰富，不但含有大量的矿物质，还含有大量的荸荠素。

1. 制作食谱

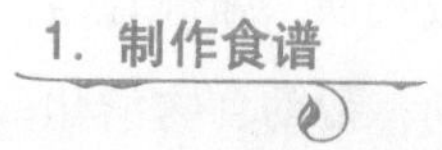

主料：荸荠250克，荔枝300克，火龙果半个。

辅料：冰糖、水适量。

制作方法：

① 荔枝剥去外壳，然后去核；荸荠洗净、去皮、切成小块；火龙果去皮，并放入榨汁机中榨汁。

② 锅中放入水，放入荔枝和荸荠；烧开后用勺子去除浮沫，再小火煮20分钟；然后放入冰糖煮5分钟。

③ 糖水放凉后，加入火龙果汁，再放入冰箱冷藏室中；两个小时后即可饮用。

2. 食谱功效

① 荔枝的营养价值

荔枝有补充能量和提供营养的作用，能有效地缓解机体的亚健康状态，并且荔枝还能强化大脑组织，增强记忆力、缓解大脑疲劳。工作繁重的女性朋友，多吃荔枝，能够全面调节身体状况。荔枝肉中含有丰富的维生素C、蛋白质，能显著提高身体的抵抗力、免疫力、抗病能力。荔枝虽然很甜，但不会增加血糖含量，并且还能降低血糖含量，所以吃荔枝并不会摄入过多的热量，导致肥胖。荔枝的滋补作用明显，其消肿解毒、止血止痛的作用也十分显著，而且荔枝能有效地改善血液循环系统，促进血液循环，防止雀斑形成，令皮肤光滑细嫩。

② 荸荠的营养价值

荸荠有解毒、利尿的功效。荸荠中含有大量的荸荠素，能够抑制金黄色葡萄球菌、大肠杆菌等多种细菌导致的疾病，保持身体健康。荸荠中的磷含量非常高，而磷能够促进人体发育，还是人体细胞必不可少的重要元素，所以多吃荸荠对生长发育非常有利。荸荠预防传染性疾病的功能还十分明显，对麻疹、流行性脑膜炎都有一定的抵抗作用，对发热病人尤其适用。荸荠柔嫩、水分充裕，能够为身体补充水分，使皮肤保持水嫩光泽。荸荠中的粗蛋白、淀粉含量比较高，能有效促进肠道蠕动，而且其中的粗脂肪还能清除肠道内的垃圾，起到净化肠道的作用。

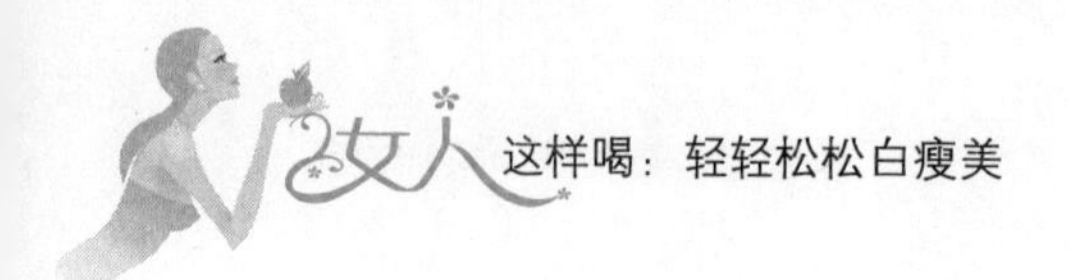

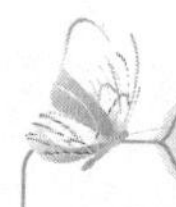

细节提示

荔枝不宜大量进食，大量食用荔枝很容易引起低血糖症，这是因为荔枝有很强的降血糖作用。空腹不宜食用荔枝，容易对胃形成刺激，导致胃部不适。

水蜜桃提子酸奶

水嫩多汁的水果最惹人喜爱，而这类水果中，很难有像水蜜桃这样充满诱惑力。水蜜桃清香宜人，仅仅是桃香，就让人垂涎欲滴。这道水蜜桃提子酸奶，不但有桃香，而且有提子香、奶香，口味独特，香气逼人。

水蜜桃呈球形，表面有一层细毛，呈现青、白、红三种颜色。水蜜桃皮薄肉厚，新鲜的水蜜桃不但香甜而且嫩脆，含水量大，是一种非常有益于身体的好水果，而且适宜各类人群食用。很多人区分不清提子和葡萄，其实提子只是葡萄的一种。提子又被称为“美国葡萄”，果脆个大、甜酸适口，而且品质极佳。提子所含热量高，在水果中名列前茅，其中含有大量的葡萄糖、矿物质、维生素。

1. 制作食谱

主料：水蜜桃1个，提子50克。

辅料：酸奶适量。

制作方法：

① 水蜜桃洗净，切成块状；提子洗净切碎。

② 倒入酸奶搅拌均匀即可食用。

2. 食谱功效

① 水蜜桃的营养价值

水蜜桃味甘酸，性微温，具有补气养血、养阴生津、止咳杀虫等功效。水蜜桃果肉中的铁含量较高，在水果中仅次于樱桃，而铁是人体血液的关键元素。有缺铁性贫血的女性朋友可以多吃一些，有辅助治疗的作用。桃子中还有能提高血小板水平的物质，能在一定程度上提高血液的抗凝结速度。桃子的主要成分是蔗糖，而且果胶含量颇多，有清理肠道的作用。经常食用，能有效地治疗便秘，正在减肥的女性可以把水蜜桃作为日常水果，体内有宿便的女性，可以适当多吃一些。

② 提子的营养价值

提子中含有天然聚合苯酚，能够结合病毒细菌中的蛋白质，扰乱其正常的生理功能，从而达到杀灭细菌的目的，防治多种细菌、病毒引起的疾病。提子中有一种叫白藜芦醇的物质，能够防止细胞癌变，遏制癌细胞扩散，而且提子中还含有大量的维生素 B_{12}，有抗恶性贫血的作用，能够促进血液循环。提子中还含有维生素 P，能够降低胃酸含量，强胆健胃，能辅助治疗胃炎、肠炎，保证身体健康。提子能够降低血液中低密度脂蛋白，提高高密度脂蛋白含量，所以提子又有防治动脉粥样硬化、心脏病的功效。并且，提子中还含有大量的钾，能够调节体液浓度平衡，促进钙质吸收，增强肾脏功能，有利于养发乌发。提子皮中含有的营养素也有很多，其中的花青素，就有抗氧化、抗突变的作用，能够延缓衰老。

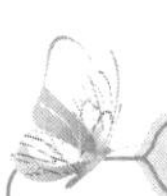

细节提示

目前市场上的提子，大部分表面都含有农药，所以吃提子之前，一定要清洗干净，最好使用能有效去除农药的洗洁用品。而且提子不宜浸泡清洗，会促进农药进入提子。

芭乐梅酒饮

酒拥有一种独特的香气，也是一种重要的饮料。很多女性朋友都认为，女性不应该喝酒。这个认识有一定的片面性。酒的种类有很多，而且少量饮酒还

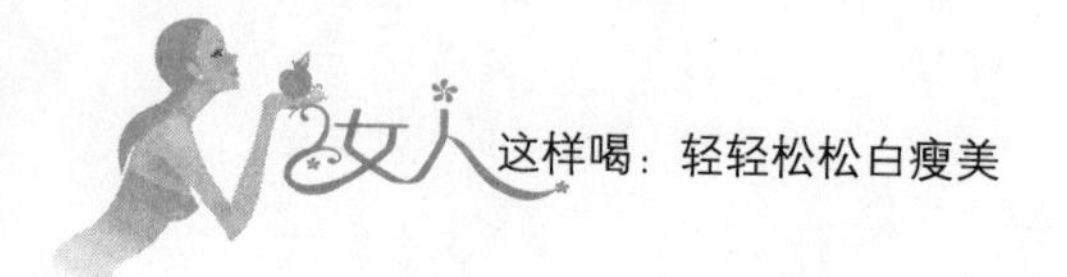

能够美容活血。如果想要换一种口味的话，就一起来看看这杯芭乐梅酒饮吧！

芭乐指的就是番石榴，是一种亚热带水果。芭乐中蛋白质、脂肪、维生素、微量元素的含量都很高，其中维生素 C 的含量比香蕉、番茄、凤梨等还要高，并且芭乐种子中含有丰富的铁元素，最好能一同食用。芭乐既可以直接食用，又能榨汁，营养价值很高，能够预防各种疾病，尤其适合肥胖和食欲不佳者。青梅酒是由青梅制成的，也有很多人认为青梅酒是一种饮料，青梅酒具有很悠久的历史，而且在日本、韩国也很常见。芭乐、梅酒，果香酒香，香气浓郁，还有不错的瘦身效果，很适合减肥中的女性朋友饮用。

1. 制作食谱

主料：芭乐 1 个，青梅酒 30 毫升。

辅料：水、冰块适量。

制作方法：

① 芭乐洗净、切块；与水一起倒入榨汁机中榨成汁。

② 在杯中倒入冰块、青梅酒、果汁，搅拌均匀即可饮用。

2. 食谱功效

① 芭乐的营养价值

芭乐营养丰富全面，能够促进食欲，排除身体内的毒素，有助于保持身体健康，促进排便。并且芭乐还能改善人体的血液循环系统、消化系统、免疫系统，增强抵抗疾病的能力。芭乐含有挥发油，其中含有很多物质，比如丁午酚、乙烯醇、苯甲酸脂、肉桂酸甲脂等，能起到调节身体的作用。芭乐中的维生素、矿物质含量非常丰富，一颗芭乐就能满足身体一天的维生素、矿物质需求，而且芭乐不会为身体带来太多的热量，减肥清脂效果十分明显。芭乐能抵抗新陈代谢产生的自由基，并且芭乐中还含有大量的抗氧化剂，能有效缓解衰老，保持青春。

② 青梅酒的营养价值

青梅中含有大量的有机酸，能有效地预防脂肪肝；另外青梅还能防治肾结石。经常饮用青梅酒能促进体内有害物质的排泄，修复内脏器官，有助于保持健康和体型。青梅酒中含有大量的矿物质和维生素，能够促进人体代谢，消除身体疲劳，青梅酒中的矿物质还能调节身体肠胃功能，而且其中的多酚还能清除体内的脂肪，非常有利于减肥。青梅酒味道较酸，这是因为其含有丰富的有机酸，能促进唾液分泌、辅助消化、增进食欲，为身体补充营养物质、提供能量。另外，青梅酒还能促进细胞代谢，防治皱纹和斑点，对皮肤非常有利。所以有人说常喝青梅酒能“返老还童”。

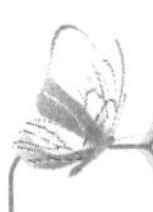

细节提示

芭乐具有止泻作用，儿童、身体有内热、便秘的人不宜多吃。

石榴洛神百香果汁

有些水果能为人提供营养物质，但是也有很多水果具有很强的药性功能，这样的水果不但能够强身健体，还能祛病杀毒，百香果就是其中一例。石榴洛神百香果汁，口感酸甜，在补充维生素的同时，还能调理身体。

石榴原产于中国西域，其成熟的季节正是中国的中秋节，所以它们常被当做走亲访友的佳品。石榴是一种浆果，肉质半透明、多汁，呈淡红色或者白色，甜而带酸，非常受女性朋友喜欢。石榴中的营养素含量非常丰富，其维生素 C 含量尤其高，并且还含有丰富的碳水化合物、蛋白质、矿物质、B 族维生素等。百香果又名西番莲，原产于巴西，是一种很受人推崇的中草药，镇静作用十分显著。经过研究，人们发现，百香果中含有多种氨基酸、维生素、矿物质，还含有 100 多种对人体有益的成分，是天然的药材。这道果汁有补充营养、调理身体、祛病静心的功效。

1. 制作食谱

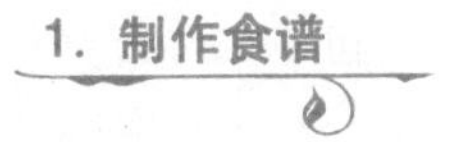

主料：石榴 1 个，百香果半个。

辅料：洛神花、凤梨、冰水、蜂蜜适量。

制作方法：

① 凤梨去皮，切成小块；取出百香果和石榴的果肉；洛神花用热水泡开。

② 将材料放入杯内，加入冰水、蜂蜜，搅拌均匀即可食用。

2. 食谱功效

① 石榴的营养价值

石榴有美容养颜、抗衰老的作用，还能保护眼睛。另外，石榴的杀菌抗毒性很强大，能够用于治疗皮肤病，有利于保持皮肤健康白皙。并且，石榴中还有能够保护心脏的物质，能够软化血管，强化血液的运输排毒作用。石榴中富含的水果糖类、蛋白质、脂肪，非常容易被人体吸收，补充人体缺少的热量，但是又不会造成肥胖。石榴味道很酸，这是因为其含有很多的有机酸、叶酸，对人体有保健功效。石榴中有一种叫鞣花酸的物质，能够保护细胞免于污染，还能够滋养细胞，减缓衰老。

② 百香果的营养价值

百香果有丰富的纤维物质，能够深入肠胃，清理废物，吸收体内的有害物质，且促进排泄系统将这些物质排出体外，减肥效果明显。而且百香果还能有效地改善肠道菌群，软化肠道，使其富有弹性，强化消化吸收系统，防止宿便积累诱发肥胖和疾病。百香果的杀菌作用很强，能够抑制多种细菌在人体内生长，排出体内的毒素，改善人体吸收营养物质的功能，辅助治疗结肠炎、肠胃炎等。百香果也能促进肌肤排毒，有改善皮肤、美容养颜、清除体内垃圾的作用。百香果能够增加人的饱腹感，从而避免摄入过多的热量，还能吸附胆固醇，抑制人体吸收脂肪，有利于减肥。

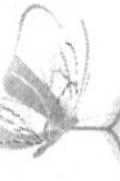

细节提示

石榴味道浓重，不适宜便秘者、糖尿病者食用。并且石榴不宜与西红柿、西瓜、土豆同食，会降低其营养价值。

杨梅冰糖水

杨梅又称圣生梅，味道、外表都很像梅子，是我国特产水果之一，食用价值、药用价值都很高。杨梅果实鲜艳，酸甜适口，遍身生着小刺，口感细腻而且柔软，有些地方甚至有杨梅赛荔枝的说法。杨梅的水分含量很大，另外还含有大量的蛋白质、膳食纤维、维生素、矿物质。冰糖是一种制品，原料是砂糖，市场上的冰糖中添加了各种色素，所以冰糖又呈现出不同的颜色。冰糖的外表形状与冰十分相似，所以也叫“冰粮”。冰糖能够增加甜度，中和酸性，而且品质纯正，不易变质，是高级甜味剂。这样的果汁饮品，香甜度无与伦比，而且还能起到很好的减肥瘦身的效果。

1. 制作食谱

主料：杨梅250克。

辅料：冰糖、水适量。

制作方法：

① 将杨梅洗净，然后装入盘中撒上盐，再倒入清水；30分钟后，再用清水反复冲洗。

② 将杨梅放入锅中，倒入水煮开；然后小火煮20分钟。

③ 在煮杨梅期间，用勺子碾碎杨梅，并加入适量冰糖。

④ 滤掉果肉，放到室温后，放入冰箱；一段时间后即可食用。

2. 食谱功效

① 杨梅的营养价值

《本草纲目》记载，“杨梅可止渴、和五脏、涤肠胃、除烦愦恶气”，可见其营养功效显著。杨梅具有生津止渴、和胃消食的作用，对消化不良、食后饱胀、津伤口渴等都有很好的治疗效果，还有解毒祛热的功效，非常适合夏季食用。杨梅中有一定量的抗癌物质，能预防细胞病变，抑制肿瘤细胞的生长，并且杨梅还对大肠杆菌等细菌具有抑制作用，能有效预防肠胃疾病，治疗痢疾腹痛。杨梅中的维生素C含量也十分惊人，不但能直接参与糖代谢，而且还能增强毛细血管通透性，促进有害物质排出，使皮肤红润富有弹性。并且，杨梅中的钾元素含量非常高，能够调节体液浓度的平衡，促进排尿。

② 冰糖的营养价值

中医认为冰糖具有润肺、止咳、清痰、去火的作用。不分男女老少，冰糖都比较适用，而肺燥咳嗽、咳痰带血者更适合。冰糖性平，口味独特，甜味清爽不腻，对肺非常有利，而且吃冰糖还能缓解口干舌燥的症状，咽喉有疾病的女性朋友可以经常食用。冰糖中的糖含量很高，能够补充身体所缺的能量。冰糖溶液经常被用于治疗各种急性中毒，这是因为其具有强心、利尿、解毒的作用，而且还有促进毒物排泄的作用。

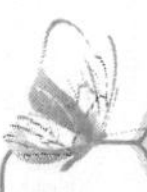

细节提示

这道饮品中的糖含量比较高，杨梅、冰糖都含有大量的糖，所以不宜过量食用，肥胖女性尤其要注意。并且，杨梅中含有很多酸性物质，慢性胃炎、胃溃疡者要少食，不要空腹食用，以免加重病情。

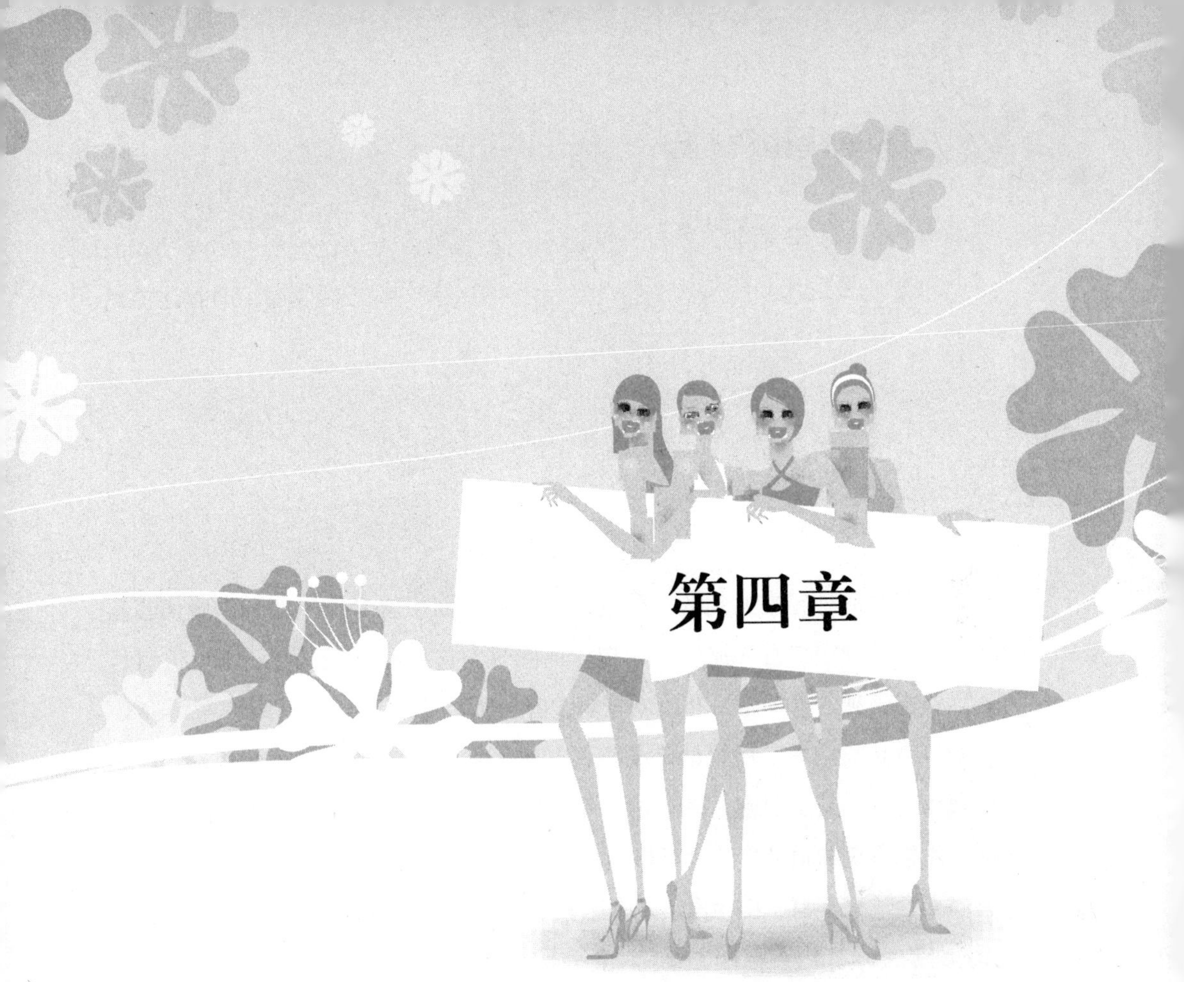

第四章

排毒养颜瘦体的蔬果汁

从整体上看，蔬菜的营养价值要高于水果，所以蔬菜汁也就成为我们生活中不可或缺的饮品。但是蔬菜汁的口感要比果汁差许多，往往需要加入一些水果来调节口味，这不仅能改善蔬菜汁的口感，还增加了其营养物质，也就造就了美味养颜的蔬果汁。

甜椒橘子汁

甜椒是菜品种经常见到的一种食材，其主要作用就是调节颜色，增加菜品的美感，但估计很少有人品尝过甜椒汁的味道。这道甜椒橘子汁，不仅选材特别，而且味道独特，非常适合体质较弱，容易感冒的人。

甜椒就是我们平时所说的柿子椒，红椒、黄椒都属于甜椒，也是人们最喜欢的蔬菜之一。其实甜椒是辣椒的一个变种，只不过其辣味非常淡，甚至没有辣味。甜椒不仅味道特别，而且颜色鲜艳，经常被用在不同的菜中。柿子椒中的营养素含量很丰富，维生素、胡萝卜素、叶酸含量都很高。橘子是一种常见的水果，外皮肥厚、内有瓤瓣，颜色鲜艳、酸甜可口，是一种美味佳果，其营养素含量非常丰富，尤其是矿物质的含量。橘子皮也叫陈皮，也是一种中药材。

1. 制作食谱

主料：红椒半个，黄椒半个，橘子半个。

辅料：菠菜叶、冰水、蜂蜜适量。

制作方法：

① 菠菜叶洗净后切成小片；红黄椒洗净后切丁；橘子去皮后切丁。

② 把这些材料一同放入榨汁机中，并加入冰水。

③ 将食材打成汁液；加入蜂蜜即可。

2. 食谱功效

① 甜椒的营养价值

甜椒味辛、性热，入心、脾经，有驱寒开胃的功效，主治泻痢、冻疮、伤风感冒等。甜椒中维生素C的含量非常高，而且还含有大量的辣椒素，能增进食欲、促进消化，并且辣椒素还有防治癌症的作用，杀毒、排毒的效果非常显著。甜椒中还含有抗氧化的物质，能缓解工作压力，促进体力的恢复，消除疲劳。甜椒中有丰富的维生素K，能够防治坏血病，还对牙龈出血、贫血有辅助治疗的效果。一般人吃了甜椒之后，都会感到心跳加速、血管扩张，这就是其散寒除湿的表现，能有效地祛除人体内的热毒。

② 橘子的营养价值

橘子性平，味甘酸，有生津止咳的作用，用于治疗胃肠燥热。橘子有利尿的功效，有腹部不适、小便不畅病症的女性食用橘子，能有效地促进排便。橘子有润肺化痰的功效，适用于肺热咳嗽。橘子中含有的维生素C和柠檬酸，能够保护眼睛、消除疲劳、美白肌肤。橘子中的果胶和膳食纤维含量都非常丰富，能够促进身体排便，降低胆固醇，还能起到减肥的效果。橘子中含有橘皮苷，能够促进血液循环，加强血管韧性，降低血压，有强化血液运输排毒的作用。橘子还含有一种叫诺米林的物质，能够抑制癌细胞分裂，提高人体内除毒酶活性，分解排出致癌物质，保护人体细胞。

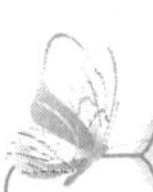

细节提示

有些甜椒的味道很辛辣，对胃刺激很大，所以不宜多吃，有胃病者更应该注意。

橙子胡萝卜汁

日常生活中黄颜色的蔬菜水果比较常见，它们所含的物质和功效也比较类似。而这道果汁饮品就是由两种黄颜色的食品制成的。橙子是水果，胡萝卜是蔬菜，这道蔬果汁中的维生素含量非常丰富，而且还有抗癌、通便的作用。

胡萝卜对人体各个部分都有保健功能，所以也被人称为“小人参”。胡萝卜中的营养素含量非常丰富，其中的糖类、胡萝卜素远远高于其他种类的蔬菜。并且，胡萝卜素中还含有大量的酶、氨基酸，能够促进人体发育，均衡人体内的营养物质，还能保护视力，滋养皮肤。一般来说，胡萝卜的颜色越深，表示其胡萝卜素含量就越高。橙子是秋冬季的主要水果，而且非常容易储存，是家庭必备。橙子中含有多种营养素，能够为人体提供维生素、矿物质。每天喝一杯这样的果蔬汁，能改善身体状况，而且口感和味道都不差。

1. 制作食谱

主料：橙子2个，胡萝卜3个。

辅料：薄荷叶、蜂蜜适量。

制作方法：

① 橙子去皮；胡萝卜洗干净。

② 一同放入榨汁机中；然后在汁液中加入薄荷叶、蜂蜜，搅拌均匀即可。

2. 食谱功效

① 橙子的营养价值

橙子中含有丰富的蛋白质、果胶和膳食纤维。果胶和膳食纤维能够促进肠道蠕动，促进排便、吸收脂肪，有一定的减肥效果，还能防治便秘。橙子对皮肤很好，能保持肌肤美白，抵抗皮肤皱纹，改善皮肤干燥的情况。另外，橙子还能促进食欲，有帮助消化、促进营养物质吸收的作用。橙子中含有黄酮，能抑制乳腺癌、肺癌等，还能预防某些慢性疾病，维持心肌功能，降低血压。杀毒、排毒、强身健体的效果也十分明显。

② 胡萝卜的营养价值

胡萝卜汁中含有丰富的胡萝卜素，可提高人的食欲和对病菌感染的抵抗力，同时还能补充人体最易失去的维生素 B_2。胡萝卜中含有叶酸，有很强的抗氧化及美容养颜的作用。对于女性朋友来说，多吃胡萝卜能有效地预防卵巢癌的发生。胡萝卜有很明显的降脂、降血糖、降血压的功效，有一定的减肥作用。胡萝卜中有一种叫琥珀酸钾的物质，能软化血管，防止血管硬化，间接促进血液的排毒。另外，胡萝卜还有促进人体排出重金属汞的作用，汞进入人体后很不容易被排出，但汞具有很强的毒性。当汞积累到一定的程度之后，就会引发病变，所以饮用胡萝卜汁对人体非常有利。

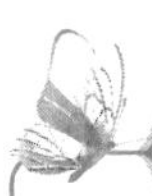

细节提示

胡萝卜榨成汁后，其中的很大一部分营养随着残渣流失了，长期食用不但会导致营养不均衡，也是一种严重浪费，所以胡萝卜汁不宜长期饮用。

番茄芹菜汁

对于爱美的女性来说，这道蔬菜汁食谱不容错过。番茄、芹菜、柠檬混合在一起，不但能够美白肌肤，清除体内毒素，而且还能清除体内的脂肪，达到瘦身纤体的目的。这道果汁饮品，最适合需要全身减肥的女性。

美国《时代》杂志中介绍了十种对人体最有益的食物，其中第一位就是番茄，可见其营养价值。中医认为番茄具有生津止渴、清热解毒的作用，当然番茄还是口感极佳的一种美味蔬菜。经研究知道，番茄中的维生素、微量元素几乎是蔬菜中最高的。芹菜是餐桌上的常见蔬菜，也是人体控制各类疾病的首选蔬菜。有很多人吃芹菜喜欢扔掉芹菜叶，其实这种食用方法并不科学，是一种严重浪费。芹菜叶中的营养素含量更高，是芹菜茎的数倍。柠檬是一种极受欢迎的水果，柠檬汁中的维生素 C、维生素 E 含量都很高，能明显提高记忆力、思维能力和反应能力。

1. 制作食谱

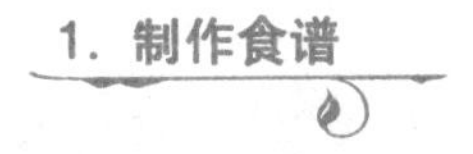

主料：番茄 200 克，芹菜 50 克，柠檬汁 20 克。

制作方法：

① 番茄洗净后切成小块；芹菜洗净后切成段；加入水一起放入榨汁机中。

② 蔬菜汁成型后，加入柠檬汁搅拌均匀即可。

2. 食谱功效

① 番茄的营养价值

番茄是维生素含量最为丰富的蔬菜之一，能为身体补充多种营养素。番茄汁中含有丰富的维生素C，能保持肌肤的弹性和嫩白，一杯由2~3个番茄榨成的番茄汁即可满足人体一天的需要。番茄含有很多柠檬酸和苹果酸，能够调节新陈代谢，促进消化，尤其吃了很多油腻食物后，吃一两个番茄能预防脂肪堆积。番茄中还含有大量的维生素P、番茄红素，能预防高血压、癌症、冠心病，改善心脏功能。

② 芹菜的营养价值

芹菜有一种独特的清香，能增强食欲，而且芹菜有利尿作用，不仅能促进人体对营养物质的吸收，还能消除水肿、预防肥胖症。芹菜的药用价值被人们熟知，但是芹菜还有更多其他方面的功效。吸烟会导致肺癌，而多吃芹菜就能抵消一部分烟草中的有毒物质，净化肺部，其排毒的效果甚至高于某些药物。有吸烟习惯的人或者经常受到二手烟侵害的女性朋友，要多食用芹菜。

③ 柠檬汁的营养价值

柠檬汁中有清除自由基的物质，能改善血液循环，提高脑部运行，还能有效地缓解衰老，使女性保持美丽。柠檬汁中含有大量的柠檬酸，能提高人体吸收钙的能力，增加骨骼密度，防止骨质疏松。并且，柠檬酸还具有很强的杀菌消毒的功能，对大肠菌、沙门氏菌都有一定的抑制作用，排毒作用十分明显。柠檬还能防止色素沉积，使皮肤保持白皙水嫩。

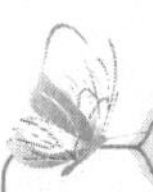

细节提示

这道蔬菜汁减肥作用明显，但也不是任何人都适合，由于味道较酸，所以肠胃不好的人要谨慎食用。

猕猴桃薄荷汁

一道美味营养的鲜果汁，是炎热夏季的最佳选择。而说到清凉解暑，怎么能少了薄荷呢？今天给大家介绍的这道解暑美味蔬果汁，就加入了薄荷，不但清凉可口，还有美白肌肤、促进排毒的作用。

猕猴桃号称“水果之王”，不仅维生素含量高，而且其他营养素含量也很高，具有美白、瘦身、养颜的多重功效。薄荷我们都不陌生，很多的口香糖中都含有薄荷，但是很多人并不知道，薄荷其实也是一种蔬菜。薄荷的清凉解暑作用十分明显，也是一种非常重要的中草药。苹果是我们最熟悉的一种水果，其营养价值非常高，而且爽脆甘甜，十分可口，是家庭常备水果之一。

1. 制作食谱

主料：猕猴桃3个，苹果1个，薄荷叶3片。

制作方法：

① 猕猴桃、苹果洗净；猕猴桃去皮，切成小块；苹果去核。

② 把薄荷叶、猕猴桃、苹果放入榨汁机中，打成汁。

③ 搅拌均匀后，放入冰箱中；一段时间即可食用。

2. 食谱功效

① 猕猴桃的营养价值

猕猴桃中的维生素含量比较高，其中维生素E、维生素C含量尤其高，而且还含有多种酸，能够清除体内自由基，减少辐射和紫外线对人的伤害，还能延缓衰老，使女性朋友持久美丽。猕猴桃还有提高身体免疫力的作用，能有效地杀死体内的细菌和病毒。猕猴桃的护肝作用也十分明显，其中的多酚、叶绿素、猕猴桃碱等都对肝脏有利，能强化肝脏的排毒解毒功能。

② 薄荷叶的营养价值

薄荷叶中的物质能够促进人体内脂肪的代谢，减肥效果十分明显。并且薄荷还有调节心情、缓解压力的作用，用于释放不良情绪再好不过了。薄荷清凉怡人，能清心静气，还能醒脑明目，夏季食用，能有效地清除体内的热毒。

③ 苹果的营养价值

苹果的膳食纤维很多，能够促进肠道蠕动，帮助排便。另外，苹果还能改善肠道菌群，避免身体受到病菌及其代谢产物的影响。苹果中含有大量果胶和微量元素铬，能保持血糖含量，降低血液中的胆固醇，有防病瘦身的效果。并且苹果中含有很多能够保持水分的物质，对保持肌肤水嫩还有一定的效果。

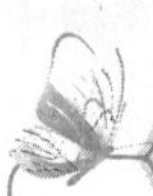

细节提示

猕猴桃和薄荷都属于凉性食物，所以肠胃不适的人不宜多吃，正在经期的女性也不宜多吃。另外，猕猴桃容易引起过敏，需要特别注意。

莲藕西瓜汁

盛夏时节，哪种水果最普遍？没错，就是西瓜。西瓜是夏季的重要水果之一，其消暑作用十分显著。今天给大家介绍的莲藕西瓜汁，主要原料就是西瓜，在其中加入了藕，就更增加了它的营养价值。

西瓜的历史很久远，早在4000年以前，古埃及人就开始种植西瓜。西瓜中的水分很大，能达到90%，所以有些人称它为“水瓜”。西瓜的品种繁多、价格低廉，而且吃起来脆嫩多汁，十分受人们欢迎。另外西瓜中的维生素含量还非常多，对身体各个方面都有调节作用。藕是一种家庭必备菜，自古以来藕就是餐桌上的重要食材。我们吃藕大多熟吃，但藕也能生吃，而且其味道和医疗效果一点都不差。这道简单的蔬果汁就是生藕的一种吃法，别有一番风味。

1. 制作食谱

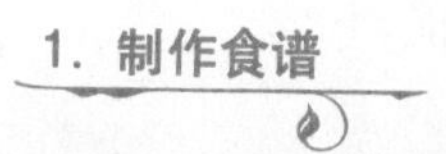

主料：莲藕250克，西瓜500克。

制作方法：

① 将西瓜去皮去籽；莲藕洗净后切成小块。

② 把莲藕、西瓜放入榨汁机中，打成汁；搅拌均匀即可食用。

2. 食谱功效

① 莲藕的营养价值

莲藕是一种良药，能够除烦静心，补血安神。藕汁具有清肺解毒、凉血止血的作用，能缓解肠胃不适的症状。藕汁中含有丰富的铁、钙，铁元素能够促进血细胞的形成，预防缺铁性贫血，钙元素具有强健骨骼的作用，对人体的头发、指甲生长非常有利，还能够养发护发。另外，藕中还含有多种蛋白质、维生素，能够增强人体免疫力，杀死侵入人体的致病细菌，预防多种疾病。

② 西瓜的营养价值

西瓜汁中的水分多，氨基酸、糖分含量也很大，能够清热毒，是极佳的解暑佳品，并且西瓜汁还能够用来治疗口腔炎症。西瓜中的钾元素含量丰富，有利尿通便的作用，能够促进人体把毒素排出体外。大多数人在吃西瓜时都会扔掉西瓜皮、西瓜籽，不得不说这是一种浪费，它们的营养价值并不比果肉低。西瓜皮具有清热、解毒的功效，并且还有增加皮肤弹性、保持皮肤光泽的作用。西瓜籽能够用来清肺健胃，而且其中的一些成分还具有降血压的作用，能够促进消化、促进血液循环。

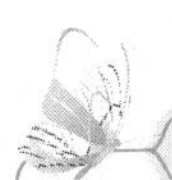

细节提示

西瓜是凉性食物，会对胃形成刺激，影响胃功能。一次不宜吃太多，肠胃不好的人尤其应该注意。

香芹卷心菜汁

香芹又叫荷兰芹，原产地中海，在欧美及日本较为普遍。香芹营养含量极

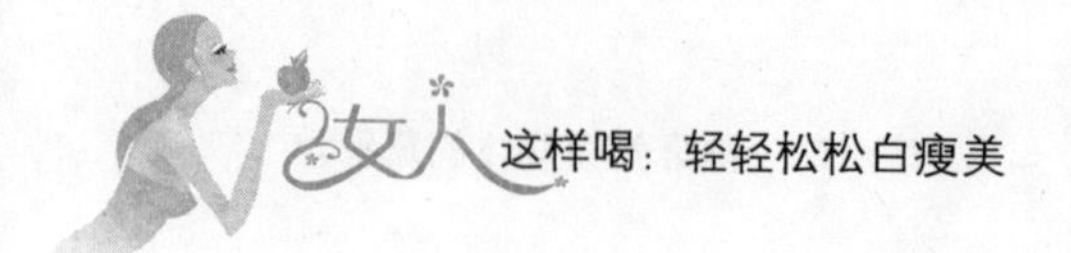

高，尤其是铁、维生素A和维生素C，对人体非常有益。香芹属于香辛叶菜类，多做菜肴上的装饰使用，当然也可以用来做调料，吃了刺激性气味的食物后，能够消除异味，经济效益、实用价值都很高。卷心菜又叫结球甘蓝，抗寒、抗病能力非常强，容易存储和运输，所以它们的食用范围非常广，在许多地方都能看到它们的身影。卷心菜中的水分、膳食纤维、碳水化合物含量都很高，并且还含有丰富且全面的矿物元素。苹果、柠檬是我们常见的水果，其营养价值也不容忽略。

1. 制作食谱

主料：卷心菜200克，香芹100克。

辅料：苹果、柠檬适量。

制作方法：

① 将卷心菜、香芹洗净，切成小条；苹果、柠檬也切成小块。

② 把这些材料放入榨汁机中榨成汁即可食用。

2. 食谱功效

① 卷心菜的营养价值

卷心菜能够促进新陈代谢，清除肝脏垃圾，强化肝脏的解毒排毒功能。卷心菜的抗氧化性很强，能够抵抗衰老，防止细胞老化，女性朋友经常食用能够保持青春健康。卷心菜中含有叶酸，这在蔬菜中并不常见，怀孕、贫血的女性可以多吃一些，能有效地缓解症状。卷心菜具有提高免疫能力，预防传染病的作用，并且卷心菜中还含有一种能够治疗溃疡的物质，能加速创伤愈合，对皮肤非常有利。多吃卷心菜能提高身体强度、增进食欲、预防便秘。卷心菜中含有大量铬，对血糖、血脂都有调节作用，肥胖患者或者正在减肥的女性应该多吃一些。新鲜的卷心菜还具有消炎、杀菌的作用，能够用于胃痛、牙痛等病症。

② 香芹的营养价值

香芹含有一种酸性物质，能够降血压，而且对由各种原因引起的高血压都有显著的作用。而且香芹中还含有一种碱性物质，有镇定、消烦去燥的作用。

香芹中含有利尿成分，能够有效消除水肿，促进排尿，同时排出体内的毒素。香芹的食物纤维含量非常高，能在人体内产生木质素、肠内脂，这些物质都是很强的抗氧化剂，能抑制肠道内细菌的生长，防止致癌物质产生，减少结肠癌的发病率。香芹中的铁含量较高，正在经期的女性应该多吃一些，并且多食用，还能保证头发乌黑亮丽。

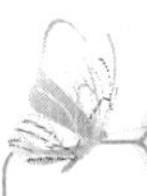

细节提示

卷心菜中的粗纤维量较多，而且硬度大，脾胃虚寒者不宜多吃，而且有皮肤瘙痒性疾病、眼部充血患者不要食用，容易加重病情。

白萝卜番茄汁

樱桃番茄又称圣女果，既是一种蔬菜，又是一种水果。樱桃番茄味清甜，无核，营养价值高且风味独特，兼具食用和观赏价值，非常适合现在人们对天然和健康的要求。其实樱桃番茄就是一种番茄，因为其与樱桃很相似，所以人们叫它樱桃番茄。白萝卜是萝卜的一种，在食用、医用领域都占有一席之地，其种植历史可达千年之久。白萝卜中的维生素含量非常丰富，而且含有很多其他蔬菜中没有的营养素，对很多疾病均有一定的疗效。糖类是供给人体能量的最重要的物质，同时也是重要的调味品，在饮品中加入糖，能极大提高果汁的口感。

1. 制作食谱

主料： 樱桃番茄 5 个，白萝卜 200 克。

辅料： 薄荷叶、白糖适量。

制作方法：

① 将白萝卜洗净去皮，切成大块；薄荷叶、樱桃番茄洗净备用。

② 把白萝卜、薄荷叶、樱桃番茄都放入榨汁机中榨汁；然后加入白糖搅匀即可。

2. 食谱功效

① 樱桃番茄的营养价值

樱桃番茄中含有大量的谷胱甘肽和番茄红素，能促进人体发育，增强人体抵抗力，并且还能延缓衰老，其中的番茄红素还能保护人体不受周围环境中致癌物质的侵害，比如香烟和汽车尾气中的致癌物质，清毒排毒的作用十分显著。樱桃番茄中的烟酸含量非常高，其他蔬菜远远不如，烟酸能保护皮肤，维持人体体液的正常分泌，并且对治疗肝病还有一定的效果。樱桃番茄中含有苹果酸和柠檬酸，能加强胃液酸度，促进消化，保证营养物质的供给，防治便秘。樱桃番茄对人体的皮肤还很好，能减少皱纹，延缓衰老，是天然、绿色、无副作用的美白水果，非常适合女性朋友食用。

② 白萝卜的营养价值

白萝卜中含有丰富的维生素 A、维生素 C。其中维生素 C 能防止皮肤老化，阻止色斑形成，保持肌肤水嫩。并且维生素 C 还具有抗氧化、抑制细胞癌变的作用，能保持身体健康，清除体内毒素和垃圾。白萝卜中的膳食纤维含量非常高，尤其是其叶子当中，有促进肠道蠕动，促进排毒的作用，还能使皮肤变得细腻，减少粉刺，有利于美白肌肤。白萝卜中有很多的微量元素锌，能够促进人体发育，增强免疫力，杀死病菌，清除病变细胞。白萝卜中含有芥子油，能增加食欲、促进消化。

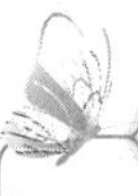

细节提示

白萝卜有辛辣味，不适合脾胃虚弱者。并且，白萝卜还不适于同大补食物一起食用，比如人参，其中的营养素会发生反应，降低营养价值。

蜜香紫苏芦荟汁

紫苏在中国已经有2000年的种植历史，是蔬菜的一种，也可药用、制油，还能制作香料。紫苏的活性物质、营养成分含量非常高，对人体非常有利，尤其是脾胃。这也赋予它们很高的经济价值，目前世界上很多国家都在大量种植。金桔又名金柑，是一种观果植物，金桔果多为椭圆，金黄有光泽，果肉质厚平滑，味道酸甜可口。金桔中的营养素含量非常丰富，尤其是维生素C含量，几乎可以与猕猴桃媲美。芦荟有很强的美白肌肤的作用，种类繁多，部分能够食用。黄瓜是夏季常见的蔬菜，其营养价值也很高，减肥效果最明显。这样的一道饮品，美白、瘦身、口感一应俱全。

1. 制作食谱

主料：食用芦荟80克，紫苏叶2片，金桔4个，黄瓜1根。

辅料：蜂蜜适量。

制作方法：

① 将芦荟洗净后去皮，留下多汁的瓤并切成块；紫苏叶洗净。

② 金桔去核、皮；黄瓜仔细洗净，去掉两端，并切成块。

③ 把芦荟、紫苏叶、黄瓜、金桔、水一同放入榨汁机中榨汁。

④ 加入蜂蜜，搅拌均匀即可食用。

2. 食谱功效

① 金桔的营养价值

金桔中的维生素C含量非常高，而且还有丰富的胡萝卜素、蛋白质、矿物质。《本草纲目》记载金桔“酸、温、甘、无毒”；“主治下气快膈，止渴解酲，解臭，皮尤佳”；“疗呕哕反胃嘈杂，时吐清水，痰痞，痰疟，大肠闭塞，妇人乳痈”。现代研究表明，金桔能够缓和刺激，有助于消化，并且还能缓解女性经前的反应。金桔能增强人体的抗寒能力，调理身体，还能防治感冒、降低血脂，有一定的降脂减肥效果。另外，金桔还有一定的保护心血管的功能，能促进皮肤白皙水嫩。

② 紫苏叶的营养价值

紫苏叶有健胃、帮助消化、祛寒的作用，并且紫苏还有一定的解毒功能。吃日本料理，尤其在吃生鱼片时，一定不能少了紫苏，其目的就是为了杀死生鱼片中的致病细菌。日常生活中经常食用紫苏叶，能有效地治疗风寒感冒、咳嗽。紫苏的种子能制成苏子油，能够治疗冠心病及高血脂，有一定的减肥作用。而且紫苏叶还有安胎的作用，很适合怀孕的女性食用。

③ 黄瓜的营养价值

黄瓜具有润肠通便、减肥利尿的功效，还能强健血管，调节血压，多吃黄瓜能够减肥，排除体内的毒素和垃圾物质。黄瓜中含有很多头发、指甲所需的养分，能有效地防治指甲劈裂、头发脱落，养发护发的作用十分显著。并且黄瓜中的糖分、脂肪含量非常低，不会为身体增加脂肪。另外，黄瓜还能提高神经系统功能，增强记忆力，对治疗牙周病也有疗效。

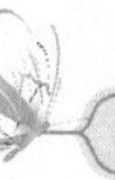

细节提示

气虚者、糖尿病患者不宜多吃金桔。而且金桔不宜和牛奶一起吃，这是因为牛奶中的蛋白质与金桔中的果酸会发生反应，不但影响营养物质的消化吸收，还会造成腹胀。

大豆葡萄柚汁

随着科技的进步，各种营养物质已经被人们细分出来，而精炼的过程中就出现了很多的副产品。不要小瞧这类副产品，它们中的营养物质含量也非常高。这道大豆葡萄柚汁就把大豆卵磷脂与果汁放到了一起，口感独特，养分充足。

大豆卵磷脂是精制大豆油中的副产品，市场上的大豆卵磷脂一般都是棕黄色蜡状固体。大豆卵磷脂非常容易吸水，而且容易氧化，最终会变成了黑色胶状物，而且大豆卵磷脂不耐高温，很容易分解。但是其中含有大量的磷元素，是人体所有细胞的基本构成元素，所以其价值不可轻视。葡萄柚又叫西柚，起源于亚洲，最早被人们用来装饰，后来被用在化妆品、香水中。葡萄柚中的活性成分很多，有碳水化合物、氨基酸等，净化作用十分显著。这道饮品，果香浓厚，而且还能为身体补充多种营养。

1. 制作食谱

主料：葡萄柚2个，大豆卵磷脂15克。

制作方法：

① 将葡萄柚洗净；与大豆卵磷脂混合到一起。

② 一起放入榨汁机中榨成汁后即可食用。

2. 食谱功效

① 葡萄柚的营养价值

葡萄柚能滋养细胞，增强体力，还能利尿，对治疗肥胖还有一定的效果。葡萄柚中的物质能深层净化皮肤，清理其中的垃圾，从而达到美白肌肤的目的，并且葡萄柚对肝脏还有一定的保护作用，能强化肝脏的解毒功能，还能够预防胆结石等疾病。葡萄柚中含有大量的钾，却不含钠，这在食物中比较少见，钾对心脏、肾脏多有强化作用，而且钾还能改变体液的渗透压，能促进排尿，加强身体排毒。葡萄柚中还含有大量的天然果胶，能够降低血液内的胆固醇，非常适合减肥的女性食用。葡萄柚中还含有大量的维生素P，是一种天然的美容瘦身水果，爱美的女性经常食用能够保持体形，肥胖的女性食用能达到很好的减脂清脂的效果。

② 大豆卵磷脂的营养价值

大豆卵磷脂具有延缓衰老的作用，这是因为细胞一直在不停地死亡、再生，当死亡的细胞数量大于再生的细胞数时，人就开始衰老，而细胞膜的主要成分就是卵磷脂。大豆卵磷脂能够为细胞提供足够的原料和营养，并且维持细胞的再生、活性、抗病的能力，从而增强人体的生命活力，使人体保持青春靓丽。

卵磷脂还有分解油脂的作用，能够清除血管壁上的垃圾物质和脂肪微粒，促进其代谢，而达到预防血管疾病、清除过氧化物、软化血管的目的，当然也有很强的减肥功效。卵磷脂还能促进血液循环，保证氧气和养分的供给，能够加强各个组织器官的功能，保持身体健康。并且卵磷脂是大脑运转的养料，能加快信息的传递速度，提高大脑的反应能力，消除疲劳，提高学习和工作效率。

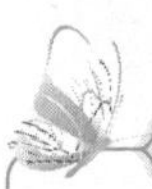

细节提示

虽然葡萄柚具有一定的降血压效果，但是并不适合正在服药的高血压患者食用，这是因为葡萄柚中的物质会与降压药物发生反应。

菠萝白菜汁

很多人都不喜欢吃白菜帮，因为白菜帮的味道和口感都较差，但是白菜帮的营养价值却比白菜叶还高，就这样扔掉确实是一种浪费。这道饮品就把白菜汁与菠萝汁混合在了一起，让我们品味美食的同时，还能获得更多的营养物质。

菠萝是岭南四大名果之一，汁多味甜，有特殊的香味，既有观赏性又有实用性。菠萝果肉色金黄，甜酸适口，爽脆多汁，经常被加工成罐头制品。并且菠萝还具有净化空气的功能，刚刚装修过的房间，有很浓烈的刺激性气味。可以在室内放上菠萝，一方面吸附有害物质和二氧化碳，另一方面还能释放氧气，加上它们的装饰作用，一举三得。白菜是我国北方冬季的主要蔬菜。白菜的功效很多，能够促进造血功能，抵抗血管硬化，防止胆固醇沉积。

1. 制作食谱

主料：菠萝200克，白菜帮200克。

辅料：蜂蜜适量。

制作方法：

① 菠萝去皮，白菜洗净，都切成小块。

② 把菠萝、白菜都放入榨汁机中，打成汁；加入蜂蜜搅拌均匀即可。

2. 食谱功效

① 白菜的营养价值

白菜中的维生素 A，可以预防夜盲症，有一定的明眸效果。白菜中所含的硒，除有助于防治弱视外，还有助于增强人体内白细胞的杀菌力和抵抗重金属对机体的毒害，排毒清毒效果十分明显。当牙龈感染引起牙周病时，饮用白菜和胡萝卜混合汁，不仅可以为人体供应大量维生素 C，同时还可以清洁口腔。白菜中的水含量非常多，且容易被人体吸收，能够为身体补充大量的水分，来维持正常的新陈代谢。

② 菠萝的营养价值

菠萝是黄色食物，含有 B 族维生素、维生素 C、维生素 E 等，能够抑制细胞氧化，修复受伤细胞，并清除这些有害物质。其中 B 族维生素有滋润皮肤、养护头发的作用。菠萝中含有不溶性纤维素，能够促进肠道吸收水分，并且还含有大量的果胶，能增加肠道蠕动，促进排便。两种物质双重作用，能清除人体内的垃圾，并且菠萝还有消除疲劳、促进肉类消化、增强代谢、提高身体免疫力的作用。菠萝中有能够促进脂肪代谢的物质，清脂效果十分明显，而且还能有效地分解食物中的蛋白质，促进人体吸收营养物质。

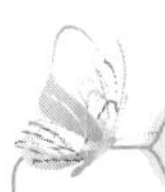

细节提示

受溃疡病、肾脏病困扰的人不宜吃菠萝。肺结核患者则不要食用菠萝，因为菠萝中的蛋白水解酶会加重病情，使人咯血。

柿饼汁

柿子是一种常见水果，秋天正是柿子成熟的季节，黄澄澄的非常诱人。成熟的柿子非常柔软，不宜储藏和运输，于是柿饼就出现了。这道饮品中，不但有浓香似蜜的柿子，而且有药用价值极高的姜，是一道非常有价值的蔬果汁。

柿饼是人工干燥的柿子，成饼状，表面是灰色，而断面则呈现半透明胶质状。柔韧、甜美、干爽，十分受人喜欢。柿饼最大的特点是易于存放，不易变质。柿饼中的糖含量较多，有果糖、葡萄糖、蔗糖等，还有大量的矿物质、维生素，具有清热解渴、健脾利尿、降血压的功效。姜是我国饮食中最常见而且最重要的调味品，其营养丰富，而且它还是常见的中草药材之一。姜肉质肥厚，呈不规则扁平块状，既有香味又有辣味，其最重要的功效就是清热解毒。桂皮也是一种常见的调味料，味道独特，提味作用尤其显著。

1. 制作食谱

主料：生姜50克，柿饼8个，桂皮20克。

辅料：白糖、松子适量。

制作方法：

① 把生姜去皮，切成薄片；放入水中煎熬，然后放入桂皮。

② 取出生姜、桂皮，放入白糖再熬一会儿。

③ 取出柿饼，去蒂，然后泡在热汤中；再在其中放上几粒松子。

2. 食谱功效

① 柿饼的营养价值

柿饼味甘涩、性寒，无毒，入胃、大肠经。柿饼中的营养素多，而且非常容易被人体吸收，能够补充人体养分，调节细胞内液的浓度，有润肺的作用，能清除肺部的毒素和垃圾。柿饼中的碘元素含量非常高，能为人体补充碘，治疗地方性甲状腺肿大，同时还有乌发的作用。柿饼味道酸甜，其中的有机酸能强化人体消化系统，增进食欲，而且柿饼软化血管的作用还十分明显，能促进血液循环，保证氧气、养分的供给，有强化排毒、保养肌肤的作用。

② 姜的营养价值

姜所含的物质比较多，用途也非常广，对风寒感冒、消化不良、风湿疼痛、心腹冷痛等疾病都有治疗效果。姜中含有姜辣素和一些类似化合物，具有很强的抗氧化作用，还能清除人体内的自由基，延缓衰老，抑制肿瘤。女性经常吃生姜，还能预防各种色斑。我国自古就有“冬吃萝卜，夏吃姜”的说法，这是因为夏季人体食欲会大减，而姜能刺激消化系统，增强肠胃蠕动，促进食欲，并且夏季人体会大量出汗，很容易中暑，而姜就有提神醒脑的作用。最重要的是，生姜还有很强的杀菌、杀毒的功能，尤其是对一些常见的细菌，比如沙门氏菌。夏季，食物容易滋生细菌，很容易引起身体各个方面的不适，而吃姜就能大大降低病菌感染的概率。

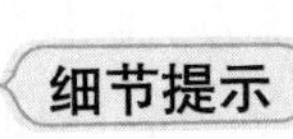

空腹不宜吃柿饼，因为空腹时胃酸浓度较高，容易与柿饼中的物质发生反应。而且肥胖者、体弱多病、消化不良者也不宜过多食用。

秋葵芦笋苹果汁

秋葵又名羊角豆，原产非洲，目前在亚洲和非洲都有广泛栽培。秋葵是非常受人们喜欢的营养保健蔬菜，食用部分为果荚，脆嫩多汁、香味独特、滑而不腻，得到了全球人民的认可，目前已经成为很多国家和地区人们的首选蔬菜，营养价值极高。芦笋又名石刁柏，是世界十大名菜之一，在国际市场上非常受欢迎。通常食用的部位是其嫩茎，芦笋中的氨基酸、蛋白质和维生素的含量都很高，一般的水果和蔬菜远远不及，深受营养学家、素食主义者、减肥人士的推崇。

1. 制作食谱

主料：苹果1个，秋葵2克，芦笋半根。

辅料：芹菜、冰水、蜂蜜适量。

制作方法：

① 苹果、秋葵、芦笋、芹菜洗净后去蒂切成细丁。

② 把所有材料都放入榨汁机中，并加入冰水。

③ 把材料打成汁后，加入蜂蜜即可。

2. 食谱功效

① 秋葵的营养价值

秋葵中含有一种黏性液质，以及半乳聚糖蛋白质、草酸钙，杀菌抗菌作用明显，能帮助消化、保护肝脏、健胃肠，还能防治胃炎、胃溃疡等多种消化道疾病。运动量大的人多吃一些秋葵，能迅速消除疲劳、恢复精力。而且秋葵中还含有大量的锌、硒等微量元素，能提高人体的防癌抗癌能力，而其中的维生素C、可溶性纤维含量也很高，能保护皮肤，使皮肤保持白皙，非常适合女性朋友食用。

② 芦笋的营养价值

芦笋是一种典型的低糖、低脂肪、高纤维素和高维生素食物，是天然的自然保健食品，正在减肥的女性朋友，可以把芦笋当做主要食材。芦笋中的蛋白质、氨基酸、矿物质元素含量非常高，能防治心血管病、泌尿系统疾病，还能预防癌症。芦笋还有清热利尿的效果，能增强人体的排毒功能。另外，芦笋还有消除疲劳、降低血压、改善心血管功能、增进食欲、提高免疫力的作用，不但能杀死病菌，还能促进血液循环、美白肌肤、保持健康。

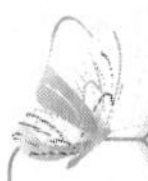

细节提示

秋葵属于凉性蔬菜，肠胃不适或者有肠道疾病的人不可过量食用。痛风患者不宜多食芦笋。

第五章

让粥膳成为你的身体好友

我国的很多地区，都有喝粥的饮食习惯。与蔬菜汁和果汁相比，粥的取材范围广，从传统的五谷到食材中的肉类、海鲜，都能作为粥的原料，这更提升了它们的营养价值。不同的原料制作出了不同的粥膳，让你的身体更健康。

甘蔗粥

甘蔗是一种人们非常喜欢的水果，味道甘甜爽口，小孩和女性尤其喜爱，一般的吃法是直接食用。而这道甘蔗粥介绍的是甘蔗的另一种食用方法，并且，还是和我们较少食用的高粱米放到了一起。这样一道粥膳的味道会是怎样的呢？

甘蔗是一类物质的总称，我们经常食用的甘蔗为竹蔗，通常生长于温带和热带。我们熟知的蔗糖就是从甘蔗中提炼出来的，并且甘蔗中还能提炼出乙醇。甘蔗中的糖分和水分含量非常多，其蛋白质、有机酸、钙、铁含量也很大。甘蔗汁多味美、易撕、纤维少，而且脆嫩口感好，是非常受欢迎的一种食物。高粱米是高粱的果实，产区主要是东北，是一种古老的农作物，也是以前我国东北地区的主食。高粱米颜色多种多样，有白色、褐色、红色等多种，多数情况下都用来酿酒。高粱米的热量非常大，其中的蛋白质、脂肪、碳水化合物的含量较高，而且还含有大量的微量元素和营养物质。

1. 制作食谱

主料： 高粱米50克，甘蔗250克。

辅料： 黄砂糖适量。

制作方法：

① 高粱米洗净，放入锅中加水浸泡20分钟；然后烧煮，直至米粒裂开。

② 甘蔗去皮，切成小段，然后榨成汁。

③ 将甘蔗汁加入锅中，米粒软烂时，盛出即可；食用时加黄砂糖调味。

2. 食谱功效

① 甘蔗的营养价值

甘蔗味甘性凉，有清热解毒的功效，能够用来治疗肺热和肠胃热，尤其适用于咳嗽、痰多等症状。经常饮用甘蔗汁，还有润燥清肺的功效，可以说甘蔗汁是夏季的首选饮品。甘蔗的含铁量在各种水果中名列前茅，而铁是人体所需的重要的微量元素之一，对贫血有很好的治疗效果，有助于保持身体健康。另外，甘蔗还具有解酒的作用。

② 高粱米的营养价值

高粱米中的蛋白质含量非常丰富，氨基酸的含量也很充足，有利于新陈代谢，使女性保持美丽。高粱米的烟酸含量较少，但是很容易被人体吸收，所以吃高粱能预防“癞皮病”，对皮肤非常好。高粱不仅具有食用价值，还具有很强的药用价值，中医学中经常用高粱来治疗脾胃虚弱、肠道疾病。高粱中含有单宁，有收敛的功效，能够用来治疗慢性腹泻。而且高粱还有解毒的功效，经常被用来平喘、利尿、止血。

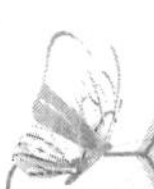

细节提示

表面缺乏光泽，甘蔗芯呈现黄、灰、褐等颜色，食用的时候有酸味或者酒味，这样的甘蔗千万不能食用。这种甘蔗中含有大量的有害物质，具有很强的毒性，会损害脑神经和消化系统，严重的还会导致失明。

莲子龙眼粥

莲子是一种珍贵的药材，而且味道浓郁，清香沁人。自古以来，人们就有在粥中加入莲子的饮食习惯。而这道莲子龙眼粥，不但加入了莲子，还加入了龙眼，味道甜美独特，药用价值更高。

莲子是莲的种子，通常食用的部分为莲肉。莲子质地坚硬，种皮薄，无臭，味甘、微涩。其中含有大量的淀粉、生物碱以及丰富的矿物质元素，尤其是钙、磷、钾三种元素。龙眼俗称“桂圆”，是我国名贵特产，历史上桂圆与人参齐名，在我国广东、广西、福建、台湾等省（区）广泛种植。龙眼营养价值丰富，是珍贵补品。龙眼中的水分、蛋白质、矿物质含量都很高，而且还含有一定量的胡萝卜素、核黄素、烟酸等。

1. 制作食谱

主料：糯米100克，莲子、龙眼各15克。

辅料：冰糖适量。

制作方法：

① 糯米洗净；莲子去心，龙眼取肉。

② 糯米、莲子、龙眼一同放入锅中，加入适量的水烧开；40分钟后加入冰糖。

2. 食谱功效

① 莲子的营养价值

莲子中的生物碱含量较多，有降血压的作用，并且还能增强心脏功能，预防多种疾病。莲子的矿物质含量较高，尤其是其中的钙、磷和钾，都有利于骨骼的生长，能够美白、养发、护齿，还能促进凝血，活化身体内的各种酶，对于维持肌肉的伸缩性、神经传导性还有一定的作用。莲子具有健脑的作用，能提高记忆力，增强反应能力，适合脑力劳动繁重的女性食用。另外，莲子还经常被用来治疗高血压、口舌生疮、失眠等症状，非常适合压力较大的女性食用。

② 龙眼的营养价值

龙眼中含有能抑制促进人体衰老的酶活性，其抗衰老作用十分明显。龙眼中的蛋白质、维生素又能补身。龙眼的补血效果十分明显，多用于治疗神经衰弱、女性出现的更年期症状、智力减退等，是补脑益智的佳品，产后女性或者营养不良者可以多吃一些。另外，龙眼具有很强的安神效果，用于治疗失眠的效果显著。但身体疲乏的人如果食用龙眼过度，会容易困倦而且不易醒。另外，龙眼的叶、花、根、核也都有一定的药用功效，都是极好的中药材。

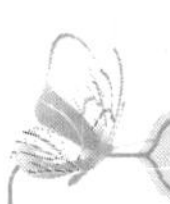

细节提示

一般人均可以食用莲子，但大便干结者不宜食用。莲子具有安神、促进睡眠的功效，但是也不宜长期食用，否则人体容易产生依赖性。

红枣桑葚粥

说到粥，我们想到的主料都是一些五谷杂粮。但事实上，水果也能放到粥中，而且味道一点都不差，其中的关键是控制好水果放入的时间。桑葚是一种难得的美味，一起来尝尝这道红枣桑葚粥的味道吧！

桑葚是桑树的果实，又叫桑枣，成熟的桑葚味甜汁多，是人们最喜欢的水果之一，被称为“民间圣果”。优质的桑葚又大又甜，但是由于不宜储存和运输，所以市场上并不多见。桑葚的营养价值非常高，其中的蛋白质、维生素、胡萝卜素、矿物质含量都很高，总体营养是苹果和葡萄的数倍。粳米是大米的一种，也是南方人的主食，在中国已经有几千年的种植历史，主要产于我国东北、华北等地。粳米一般呈椭圆形，米粒丰满肥厚，呈半透明状，煮熟之后黏性较大，柔软适口。粳米中的蛋白质含量较低，但作为主食，粳米仍然是人体蛋白质的主要来源。另外，粳米中含有大量的氨基酸、矿物质和维生素。

1. 制作食谱

主料：红枣15克，桑葚50克，粳米100克。

辅料：白糖适量。

制作方法：

① 粳米洗净；桑葚去蒂，洗净。

② 把红枣、粳米放入锅中，加入适量的水烧开；煮沸后，撇去浮沫，再煮

30分钟。

③ 放入桑葚，煮两分钟；加入白糖调味即可。

2. 食谱功效

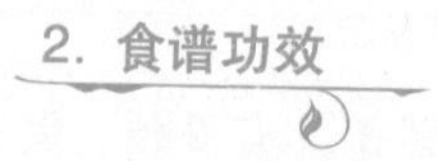

① 桑葚的营养价值

桑葚是一种水果，但也是一种药材。中医认为桑葚味甘酸，性微寒，入心、肝、肾经。桑葚中含有大量的脂肪酸，主要构成成分为亚油酸、硬脂酸、油酸，能够促进脂肪分解，有很强的减肥功效。桑葚中含有鞣酸、脂肪酸、苹果酸，能够健脾胃促消化，还能治疗因消化不良导致的腹泻。另外，桑葚中含有乌发素，能使头发变得乌黑亮丽。并且桑葚中还含有大量的糖类、酸性物质、矿物质，能抑制肿瘤细胞扩散，有预防癌症的功效。

② 粳米的营养价值

粳米中有大量的粗纤维分子，这类物质能够促进肠道蠕动，帮助身体排除垃圾、毒素，对治疗胃病、便秘还有一定的效果。粳米是主食的一种，而粳米中的营养素又十分丰富，所以粳米能提供给人全面的营养，提高免疫能力。研究表明，经常吃粳米能促进血液循环，减少高血压的发病率。粳米能够增强红细胞的生命力，预防皮肤性疾病的发生，有一定的美白养颜效果，对皮肤非常好。静置的粳米粥表面会出现一层粥油，这层粥油是大补之物，能够用来滋养人体、健脾胃、补中气，千万不能丢掉。

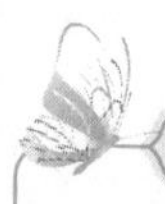

细节提示

粳米会提供给人体很多热量，糖尿病患者不宜多吃，以免加重体内血糖含量。

黑芝麻粥

我们经常吃的八宝粥味道鲜美，而且材料繁多，看上去精致唯美，口感也不错。但并不是所有的粥都要复杂的原料，经过繁琐的工序。黑芝麻粥就集简单、美味于一身，这样的一道粥膳，能为你忙碌的生活节省不少时间。

糙米是一种全谷粒大米。虽然已经经过了加工，但是糙米仍然有大量的外层组织，加上它们质地坚硬紧密，所以煮起来会有些困难。经过了粗加工，它们的维生素、矿物质与膳食纤维含量都要比精米高出很多，而这些物质对人体非常有利，尤其是对于肥胖者。如果与其他的食物搭配起来，还有治疗痔疮、便秘的功效。黑芝麻是胡麻科脂麻的黑色种子，味甘，有油香气，是制作香油的原料。黑芝麻的营养价值非常丰富，其中含有大量的脂肪和蛋白质，还含有大量的维生素 A、维生素 E 以及钙、铁、铬等微量元素。并且黑芝麻中还含有大量的不饱和脂肪酸、珍贵的麻素和黑色素。

1. 制作食谱

主料：黑芝麻 15 克，糙米 100 克。

辅料：白糖适量。

制作方法：

① 糙米洗净。

② 把黑芝麻、糙米放入锅中，加水煮沸。

③ 30 分钟后，加入白糖调味即可。

2. 食谱功效

① 黑芝麻的营养价值

黑芝麻的药用、食用价值都很高，被视为滋补圣品，具有很强的保健功效。黑芝麻中含有大量的钙，其钙含量远远高于我们所熟知的牛奶、鸡蛋，并且这些钙质非常容易被人体吸收。可以说，黑芝麻是当之无愧的补钙佳品。口味重，吃过咸食品的人容易患高血压，而芝麻中含有大量的钾，具有促进人体排钠的作用，对于控制血压、维持心血管功能正常非常有帮助。黑芝麻中含有黑色素，如果头发缺失黑色素，就很容易长白发，所以黑芝麻又有很强的乌发、润发作用。自由基会加速衰老，而黑芝麻中含有大量的天然维生素E，抗氧化作用非常强，能有效减少自由基的产生，延缓衰老。并且黑芝麻还有润肤养颜的功效。

② 糙米的营养价值

糙米中含有大量的B族维生素和维生素E，能提高人体免疫力，促进血液循环，还能消除人体的烦躁情绪，使人平心静气，促进体力恢复。另外，糙米中的微量元素含量非常高，比如钾、镁、锌、铁、锰等，有利于防治心血管病和贫血症。糙米中含有大量的粗纤维，能刺激肠道，增加有益菌数量，还能促进排便，并且膳食纤维还能促进身体排出胆固醇，降低血脂含量，非常适合减肥者食用。糙米的碳水化合物被包裹了起来，人体吸收较慢，这就很好地控制了血糖含量，并且其中的一些物质还能提高胰岛素的敏感性，从而控制食物的摄入量，减少能量的摄入，这也有利于减肥。

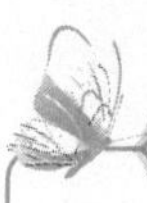

细节提示

糙米不宜与牛奶同食，不利于维生素A的吸收。如果缺失了维生素A，皮肤就会变得粗糙，而且容易患夜盲症。

大麦芋头粥

粗粮对身体的重要性已经得到了人们的普遍重视，研究表明，粗粮中的营养素更全面、更丰富。大麦芋头粥就是一道以粗粮为主的粥，但是粗粮的口感都略差，所以加入了芋头和冰糖。

芋头是块茎植物，呈球形、卵形或椭圆形。芋头既是蔬菜，又是粮食，吃法多样，而且香味浓郁。芋头的淀粉颗粒小，非常容易被人体消化，这也是它如此受欢迎的原因之一。芋头中的水分、蛋白质、膳食纤维含量非常大，而且矿物质含量也十分丰富、全面。大麦是人类最早栽培的古老作物之一，因为其麦粒非常大，而且有黏性，所以叫大麦。大麦具有坚果的香味，其碳水化合物含量非常高，含有一定量的矿物质、蛋白质。大麦中的维生素含量并不高，但其膳食纤维含量却很高，目前主要用来生产啤酒。

1. 制作食谱

主料：大麦100克，芋头70克。

辅料：白糖适量。

制作方法：

① 大麦洗净；芋头洗净去皮，并切成块。

② 把大麦放入锅中，加水煮沸20分钟；加入芋头块，煮20分钟。

③ 加入白糖调味即可食用。

2. 食谱功效

① 大麦的营养价值

大麦能消渴祛毒、益气调中，还能滋养身体、促进血液流动。大麦具有催生落胎的功效，产后需要断奶的女性可以服用。大麦中的可溶性纤维含量非常高，能够降低血液内的胆固醇含量，降低脂蛋白，不但能够治疗肥胖症，还能预防多种疾病。并且大麦中还含有大量的β－葡聚糖，保健功效非常显著。

② 芋头的营养价值

芋头中的微量元素含量非常高，尤其是其中含有大量的氟，具有固齿、防龋的作用。芋头的防癌作用十分明显，能够增强人体的免疫功能，经常被当做治疗癌症过程中的主食。芋头中有一种黏液蛋白，能促使人体产生免疫球蛋白，提高抗体抵抗力，并且芋头还具有解毒功能，能分解人体内的有毒物质，防治肿瘤及淋巴系统疾病。芋头为碱性食品，能调节人体内的酸碱平衡，有美容养颜、乌发亮发的作用。芋头中的微量元素、黏液皂素含量非常多，能够促进消化、增进食欲。

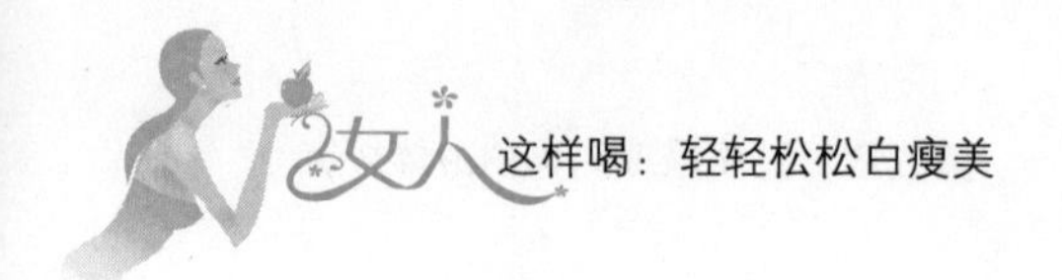

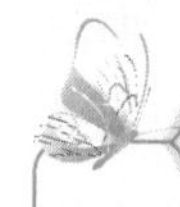

细节提示

过敏体质的人、糖尿病患者要少食芋头，肠胃不适的人则不要食用。

党参桂圆红枣粥

粥之所以非常受人们喜爱，不仅因为它们的味道醇美，还因为其精致、亮丽的颜色能引起人们的食欲。党参桂圆红枣粥不但味道香甜，回味无穷，而且红白相间，还有黄色的点缀，是一道不可错过的美食。

龙眼是一种珍贵食品，这是因为龙眼对生长环境的要求比较苛刻，世界上能生产龙眼的地方很稀少，这也增加了它们的经济价值。越是肉大核小的龙眼，也就越贵重。龙眼中的营养素含量丰富，既能用药，又能单独食用，在市场上极受欢迎，大多数时候都供不应求。党参是传统中药，也是人们公认的补益药，在很多中药中都能看到它们的身影。经过研究分析，党参中的营养素极多，而且有很多特殊物质。党参中含有多种糖类、酚类，还含有大量的挥发油、皂甙及微量生物碱，另外还含有大量的氨基酸和矿物质，能够提高免疫力，促进血液流动，改善循环系统的功能。

1. 制作食谱

主料：党参、桂圆各15克，粳米100克。

辅料：红枣若干，冰糖适量。

制作方法：

① 粳米洗净；桂圆取肉。

② 把党参、桂圆、粳米、红枣都放入锅中，加水烧开。

③ 改为小火煮20分钟；然后加入冰糖再煮5分钟即可。

2. 食谱功效

① 桂圆的营养价值

龙眼肉味甘性温，归心、脾经。龙眼的糖分含量非常高，能够为人体提供足够的能量，尤其是其中的葡萄糖，不但含量高而且还很容易被人体吸收，体弱贫血，久病体虚的人可以多吃一些。龙眼能明显增强心脾功能，如果有面色苍白、容易疲倦、心悸气短等症状，多吃一些龙眼就能明显缓解。另外龙眼还有滋润皮肤、降血脂的作用，是美白肌肤、瘦身、增强体质的不错选择。

② 党参的营养价值

党参能够抑制胃分泌胃酸，降低胃酸浓度，保持胃液黏性，并且党参对胃黏膜还有保护作用。党参能够强化身体的免疫功能，增强人体的造血功能，对多种病菌都有抵抗作用。另外，党参还能提高人体对刺激的抵抗力，增强人体的抗寒能力、抗热能力、抗缺氧能力，经常在室外工作的女性，多吃一些对身体非常有利。党参对人的心血管还有强化作用，还能降低血糖，控制血压，不但能预防心脑血管疾病，还利于减肥。并且，党参还具有增强脑功能、增强记忆力、镇定恐慌的作用。

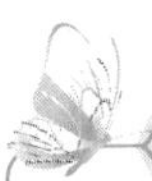

细节提示

龙眼对人体非常有益，但是不宜多吃，容易上火，从而诱发其他疾病。另外，怀孕的女性不宜过多食用。

天麻鱼头粥

鱼只能成为菜中的美味吗？不可否认，我们平时所吃的鱼大多以菜品的形式出现在餐桌上，但鱼肉粥并不罕见。天麻鱼头粥就是这样一道粥膳，而且还加入了一味中药，味道很特别，值得一试。

鱼头味道鲜美、容易入味，而且肉质细嫩，很多人都非常喜欢吃，并且，鱼头中还含有丰富的蛋白质、脂肪、矿物质，还有不饱和氨基酸。天麻分布非常广泛，在全国各地都有分布，是一种常见的中药。天麻块茎呈长条形，略扁，表面有很多不规则皱纹，而且有棕褐色菌索。天麻性平、味甘、微辛，其中含有很多对人体非常有益的物质。大米是稻谷加工后的成米，其实就是把稻谷中各类杂质除去后的稻米。大米中的碳水化合物含量非常高，而且其中的蛋白质主要是米谷蛋白，能为身体提供特殊的营养。

1. 制作食谱

主料：鲤鱼头1个，天麻15克，大米70克。

辅料：料酒、盐、胡椒粉适量。

制作方法：

① 大米洗净；鲤鱼头去除腮部，用刀劈为两半。

② 把天麻放入沙锅中，加水烧开30分钟。

③ 放入大米、鱼头、料酒、盐、胡椒粉，续煮30分钟即可。

2. 食谱功效

① 鲤鱼头的营养价值

鱼头中的不饱和脂肪酸，对脑部发育尤为重要，能增强大脑细胞活性，增强记忆力。另外，常吃鱼头还有助于延缓脑力衰退，经常用脑的女性可以经常食用。并且鱼头还具有暖胃散热、降低血脂、延缓衰老的功效，能有效地保持女性的美丽。

② 天麻的营养价值

天麻主要用于平肝息风、祛风止痛，医学上经常用来静心镇痛。而且天麻能够增强脑血流量，促进脑部有害物质的排出，并增强其功能。天麻中的糖分含量很高，而且有免疫活性，能提高免疫力，抵抗病毒、细菌的侵入。天麻对神经性疾病尤其有疗效，比如神经衰弱等，睡眠质量不高的女性，每晚吃一些天麻，有很好的效果。

③ 大米的营养价值

大米味甘性平，有补气健胃、通经舒脉、聪耳明目的作用。经常食用大米粥，能补充皮肤水分，使皮肤保持水嫩。并且大米中还含有很多润白成分，能使皮肤光滑富有弹性，其中还含有一种美容素，能抑制黑色素形成，而且不会产生负面影响。大米中还含有原花青素，能清除人体内的自由基，达到延缓衰老的目的。

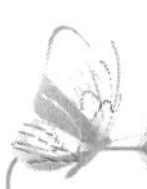

细节提示

但是鱼头也是重金属、有毒物质聚集的区域。吃鱼头在摄入营养物质的同时，也吃入了很多的有害物质，所以鱼头不宜多吃。

荞麦大豆糯米粥

谷物在中国人的饮食习惯中占有重要地位。研究表明，吃谷物对人体非常有利，尤其是女性，能大大减少乳腺癌的发病率。荞麦大豆糯米粥中就加入了最常见的一种稻谷——荞麦，为你的身体提供更全面的营养。

荞麦是我国人民主要的粮食品之一，营养丰富，而且含有特殊的营养，所以人们把它们看成是理想的保健食品，对我们熟知的各种疾病都有一定的防治作用。精制粮食中舍弃了其中很多的有益成分，这也使人们生病的概率越来越高，所以食用粗粮也逐渐成为了一种趋势。荞麦属于五谷杂粮的一种，而荞麦中含有丰富的蛋白质、B 族维生素、矿物质，而且还含有丰富的植物纤维。大豆是最重要的谷物之一，也是我国最重要的粮食作物之一，其中含有丰富的蛋白质。大豆成椭球形，颜色以黄色为主，所以有黄豆之称。我国经常食用的大豆油就取自大豆，而且大豆还经常被制成各种豆制品。大豆中的营养素非常丰富，而且很容易被人体吸收。

1. 制作食谱

主料：荞麦、大豆糁、糯米各50克。

制作方法：

① 将荞麦、大豆糁、糯米洗净。

② 把所有材料一同放入锅中，煮软即可。

2. 食谱功效

① 荞麦的营养价值

荞麦中的蛋白质与普通谷物略有不同，其清蛋白和球蛋白所占比重较大，与豆类蛋白很相似，属于优质蛋白而且非常容易被人体吸收，有利于细胞的增生，保持青春。荞麦中的淀粉和膳食纤维含量都很高，能促进消化、排便，非常适合肥胖症患者食用。荞麦中的维生素含量非常大，而且非常全面，能促进人体发育、增强消化系统功能，预防炎症。荞麦还含有一种多酚，与维生素P同食，有降低血脂、保持细胞弹性、增强血管通透性和韧性的作用，对皮肤非常有利，还能有效地延缓衰老。

② 大豆的营养价值

大豆中的优质蛋白含量丰富，还含有大量的钙和B族维生素。从饮食习惯上说，是我国居民主要的优质蛋白质来源，大豆中的氨基酸含量非常多，而且种类比例都非常适合人体需要。大豆中含有大量的磷脂，有益于大脑发育，而且能够提供细胞生成、代谢的原料。大豆中的钙、磷含量高，而且容易被人体吸收，能够预防骨质疏松，而且对神经衰弱还有一定的疗效，非常适合失眠的女性朋友。大豆中含有能净化人体胆固醇的物质，经常食用能够预防心脏病、冠状动脉硬化，还能减肥。另外，大豆还能预防乳腺癌、结肠癌等多种癌症，这主要是因为其中含有大量的异黄酮。

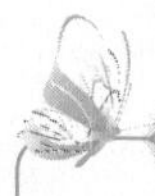

细节提示

有严重肝病、肾病者不宜过多食用大豆，患疮症者也不宜吃黄豆制品。

小米大枣松仁粥

坚果是一类食品，经常被人们直接食用，在零食中占有重要地位，也是一类营养价值很高的食品。在煮粥的过程中加入一些坚果，不但能增加独特的香气，还能补充其中的营养物质。

小米亦称粟米，是我国“五谷”之一，也是北方人喜爱的粮食之一。小米是谷子去壳后的产物，因粒小而得名。现在的小米，一般用来酿酒，如五粮液、汾酒、小米黄酒等。小米中的矿物质含量非常高，可以以各种形式食用，单独煮熬、添加各种营养品，制成糕点等。松子又名罗松子，是松科植物的种子，主要产于我国东北地区。松子仁是坚果的一种，果香浓郁，非常受人们欢迎。松子仁中的营养素含量非常高，蛋白质、碳水化合物、饱和脂肪酸、微量元素的含量都很丰富。

1. 制作食谱

主料：小米30克，松仁20克，粳米50克。

辅料：大枣若干。

制作方法：

① 将小米、粳米洗净；大枣去核洗净；松仁炒熟。

② 锅中放入适量的水，然后把这些材料都放入锅中；煮至米软即可。

2. 食谱功效

① 小米的营养价值

小米中含有丰富的B族维生素，能预防消化不良，治疗燥热生疮，充足的B族维生素还有助于保持皮肤的滋润，有美白皮肤的作用。小米能够促进食欲，有防止反胃、恶心、呕吐的作用，而且小米滋养身体的效果十分明显，能滋阴养血，久病、产后女性宜多吃小米，能调节虚寒体质，促进体能恢复。另外小米还有淡化色素、减少皱纹的作用，能有效地保持肌肤白皙。小米中还有类雌激素物质，能调节女性的内分泌系统。

② 松仁的营养价值

松子中含有丰富的亚油酸，有美容养颜，丰肌健体的作用。人体吸收脂溶性维生素一定要借助脂肪的力量，而且脂肪还有保护人体器官、保持体温的作用。要保持皮肤弹性，延缓衰老，脂肪也是重要物质之一。松仁中含有丰富的维生素E，抗氧化作用很强，能清除人体内的自由基，保持细胞健康，延缓衰老，还能促进激素分泌，有利于人体保持靓丽容颜。松仁中含有丰富的锌，能预防痤疮、减少色素沉积，并且还有利于女性保持曲线。

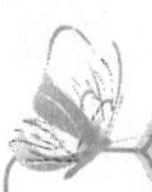

细节提示

脾虚腹泻、多痰患者不宜吃松子。并且松子的油性很大，属于高热量食品，所以不宜多食，以免增加体内脂肪。长时间存放的松子有异味，不宜食用。

羊肝玉米糁粥

在人们熟悉的玉米糁中加入羊肝和菠菜，不但调整了粥的口感，还使其变得更新颖，更具诱惑力。

羊肝中的水分、蛋白质、脂肪含量都很高，而且含有钙、磷、铁等多种矿物质和维生素。羊肝是人们经常食用的动物内脏之一，也是很多美味的重要原料。玉米糁粥是农村主要食用粥类，通常叫棒子糁。玉米成熟去皮之后，直接磨成小颗粒，就是棒子糁。在粗粮时代，玉米糁粥是人们的主食。玉米糁中有丰富的营养，被人们称为黄金作物，而且玉米糁粥的口感和色泽都非常好。

1. 制作食谱

主料：羊肝20克，玉米糁50克，菠菜200克。

制作方法：

① 羊肝洗净，切成小块；菠菜洗净，切碎；玉米糁用水泡软。

② 锅中加入水，放入玉米糁；烧开之后，放入羊肝。

③ 羊肝与玉米糁软熟时，加入菠菜；盛出凉凉即可食用。

2. 食谱功效

① 羊肝的营养价值

羊肝味甘、苦，性凉，入肝经，有益血、补肝的作用。羊肝中铁的含量丰富，而铁是构成血红蛋白的重要元素，如果身体内缺了铁，就会出现缺铁性贫血的症状。羊肝中富含维生素 B_2，是人体内多种酶的重要组成部分，有促进人体代谢的作用。另外，羊肝中还含有大量的维生素 A，能预防夜盲症、保护视力，使眼睛富有活力。

② 玉米糁的营养价值

玉米中含有大量的卵磷脂、亚油酸、维生素 E、纤维素，能够促进消化，而且玉米中的各类维生素含量都很高，是稻米、小麦的数倍，养颜美容的效果非常明显。玉米中的核黄素含量很高，杀菌排毒作用十分显著，能有效地预防心脏病、癌症，多吃玉米能益肺宁心，清热利肝，还能预防肠癌，延缓衰老。

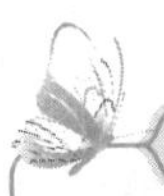

细节提示

羊肝中的胆固醇含量较高，血脂高者不宜过多食用，而且羊肝不宜与猪肉一同食用。

鸡粒青菜绿豆粥

夏季，我们都有喝绿豆汤的习惯，这主要是因为绿豆具有解毒的功效。这道鸡粒青菜绿豆粥的解毒功效也十分明显，而且还在其中加入了我们常吃的鸡

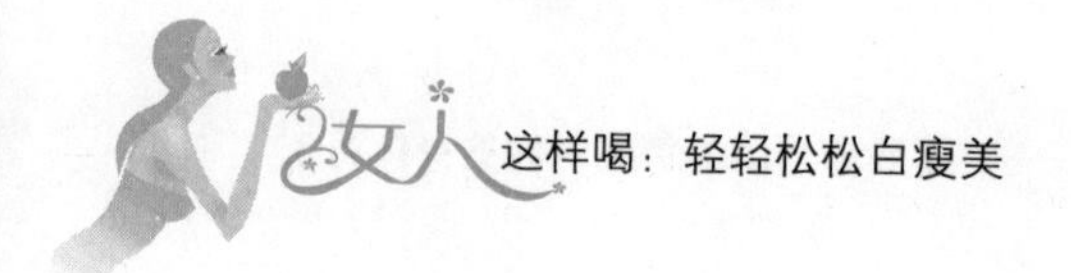

肉，味道独特，而且颜色也会令人眼前一亮。

绿豆是一种豇豆属植物，在世界各地都有种植，在中国已经有了两千多年的种植历史。绿豆是常见谷物，也是重要谷物。盛夏时期，绿豆汤几乎是家庭必备。绿豆中的维生素、钙、磷、铁等微量元素含量都很高，而且兼具食用价值和药用价值，有“济世之良谷”的美誉。青菜是最普通、最常见的一种绿叶蔬菜，在全国各地都有栽培，冬夏两季的青菜外形略有差异。青菜营养价值很高，维生素和纤维含量非常多，能够维护身体健康，而且青菜中还含有大量淀粉，能为身体补充养分。

1. 制作食谱

主料：鸡腿肉50克，绿豆20克，青菜50克，大米70克。

辅料：姜、盐适量。

制作方法：

① 将鸡腿肉洗净切成小粒；绿豆泡一段时间；青菜切碎。

② 将鸡肉粒、绿豆、大米、姜一起放入锅中。

③ 将要煮熟时，放入青菜，然后加入少量的盐。

2. 食谱功效

① 绿豆的营养价值

绿豆中含有大量的蛋白质、磷脂，能促进食欲，为身体各个组织器官增加营养。绿豆能解暑，是因为绿豆能补充因出汗而丢失的矿物质，快速恢复身体机能。绿豆中含有大量多糖，能提高血清脂蛋白酶的活性，促进甘油三酯分解，达到降血脂的疗效，不但能预防冠心病、心绞痛，还有清脂减肥的作用。绿豆中有很强的抑菌成分，尤其对葡萄球菌，这是因为绿豆中的单宁含量较高，能与微生物发生反应。而且绿豆中的黄酮类化合物、植物甾醇也有一定的杀菌作用，能有效地防治细菌或者病毒引发的疾病。绿豆中的蛋白质含量也很丰富，其中很多物质都有解毒的作用，能清除体内的重金属，并抑制有毒物质被人体吸收。

② 青菜的营养价值

青菜之中的维生素和矿物质含量非常丰富，每天吃500克青菜，不仅能满足人体对维生素、矿物质的需要，还能提高身体的免疫能力。青菜中的粗纤维含量非常高，能与身体内的脂肪相结合，从而达到瘦身的目的，并且还能阻止胆固醇形成，防止血管硬化，保持血管弹性。青菜中的胡萝卜素含量非常高，而且还含有大量的维生素C，能够促进细胞代谢，防止色素沉积，使皮肤保持滋润，延缓衰老。青菜中的物质能在身体内形成一种“透明质酸抑制物”，这种物质有很强的抗癌作用，从而减小癌症的发病率。

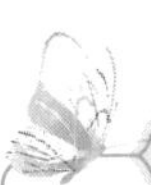

细节提示

四肢冰凉乏力、腰腿冷痛的人不宜食用此粥，否则会加重症状，甚至引发腹泻脱水，还可能引起慢性消化系统疾病。

血糯米黑米粥

按照中医上的说法，不同颜色的食物对五脏的功效也不一样。红色入心、黑色入肾、黄色入脾、白色入肺、青色入肝。这道血糯米黑米粥，具备了红色和黑色，做出的粥品黑中带红，不但能强身健体，还能促进食欲。

血糯米是没有去掉紫红色种皮的大米，有一定的黏性，所以叫做血糯米。血糯米浸泡在水中后，其种皮中的红色素会溶解到水中，使水呈现紫红色。血糯米没有经过精细加工，保留了大米本身最原始最本质的特性，也保留了大米丰富的营养价值，对身体非常好。黑米是一种糯米，是禾本科植物中的一类特色品种，其历史悠久，也是一种古老而名贵的稻米，药用、食用价值都很高。黑米外表漆黑无比、营养价值丰富，有“黑珍珠”之称。黑米中的粗蛋白质、碳水化合物、灰分含量都很大，而且微量元素含量丰富，还有很多维生素、花青素、强心甙等营养素。

粗蛋白质

1. 制作食谱

主料：血糯米70克，黑米70克。

辅料：冰糖适量。

制作方法：

① 血糯米与黑米洗净，浸泡在水中15分钟，然后倒掉水，如此反复三次。

② 把血糯米与黑米倒入锅中同煮，然后加入冰糖，直至米粒胀开，糖化入粥中即可。

2. 食谱功效

① 血糯米的营养价值

血糯米，入心经，具有滋补气血的功效。医学上经常用它们来辅助治疗月经过多的病症。并且血糯米属于红色，按照中医的说法，它们对心脏有很强的滋补作用。现代研究表明血糯米有养颜润肤、护肝补身的作用，非常适合身体瘦弱多病者、年轻女性食用。

② 黑米的营养价值

黑米中的B族维生素、维生素E、钙、钾、镁、铁、锌等含量都很丰富，能够为身体补充全面的营养。黑米能清除人体内的自由基，改善缺铁性贫血，调节免疫系统，不仅能够防病，还能抗衰老，使细胞保持青春活力。并且黑米还有很强的杀菌作用，能杀灭人体内的细菌，并促使排泄系统把有害物质排出体外，从而抑制癌细胞生长。黑米中有很多黄酮类化合物，能维持正常血压，有增加血管弹性、止血的功效。另外黑米还有改善心肌营养、强健心肌功能的作用，能预防多种心血管疾病。

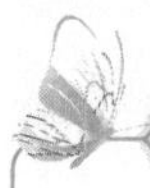

细节提示

黑米不容易煮烂，而没有煮熟的黑米易引起急性肠胃炎，所以一定要煮熟。做粥之前，最好先浸泡一夜。并且消化不良的人不宜吃太多黑米。

海参小米粥

海参是一种海洋生物，其营养价值、药用价值都很高。而小米也是一种重要的谷物，对人体也非常好。把它们放到一起，并且加入蔬菜、调料，是一道难得的美味。

海参是一种海洋软体动物，距今已有几亿年的历史了，一般以海底藻类和浮游生物为食。海参外表奇特浑身长满肉刺，但是营养价值极高，与人参、燕窝、鱼翅齐名，是世界八大珍品之一。另外，海参还有很高的药用价值，是菜中珍品。小米原产于黄河流域，具有极其悠久的历史。小米品种繁多，颜色也有白、红、黄、黑、橙、紫之分，但最常见的小米是黄色。小米中的蛋白质、脂肪、碳水化合物含量都比稻、麦高，而且小米中维生素含量非常高，尤其是维生素 B_1 的含量。

1. 制作食谱

主料：小米 120 克，海参 3 只。

辅料：姜、葱、盐、白胡椒粉、香油适量。

制作方法：

① 小米洗净，用清水泡上；蔬菜、海参洗净，海参切片；姜切成丝、葱切成葱花。

② 在锅中放入水，水开后放入小米；水再开后，放入海参；然后续煮 5 分钟。

③ 加入姜丝，转为小火；20 分钟后，开盖撒上盐、白胡椒粉、香油；略煮一会儿即可食用。

2. 食谱功效

① 小米的营养价值

小米中的维生素 B_2，能预防胎儿骨骼畸形，还能维持人体正常的生长和生殖能力，非常适合怀孕的女性食用。小米中的微量元素含量非常高，锌不但会影响人体的发育，还是保持性腺健康的重要微量元素，对调节身体非常有帮助。小米中所含的硒能促进人体合成谷胱甘肽，还有维持身体健康、抗癌的作用，并且还能抵抗老化，维持细胞活力。小米中碘的含量很高，是甲状腺激素必不可少的原料，对全身都有调节作用。

② 海参的营养价值

海参中的蛋白质、矿物质、维生素含量非常高，而且含有很多天然珍贵活性物质，有提高免疫力的作用。海参中的多糖和软骨素能降低血管内的脂褐素、皮肤脯氨酸，能延缓衰老、消除疲劳，对皮肤非常好，很适合体质虚弱、容易感冒者、产后女性食用。海参中的精氨酸含量非常多，能改善脑、性腺神经系统，非常适合妊娠期、绝经期女性食用。海参的滋补效果也十分明显，其中的牛磺酸、赖氨酸对人体非常重要，而其他日常食物中大多比较匮乏。海参中特有的海参素，能够抑制多种真菌，其中的刺参素还能用来治疗真菌感染，有很强的抗炎作用，能治疗多种细菌炎症引起的疾病。

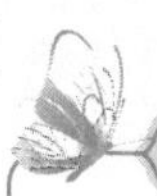

细节提示

类风湿、伤风感冒、身体发热、脾胃有湿、脾胃虚弱者都不宜食用海参，会加重病情。并且高尿酸血症病患者也不宜食用海参。

五白粥

白色食物入肺，能增强肺功能，如果你的肺不好，那这道粥膳就一定不能错过。这道五白粥集合了五种常见的白色食物，其中更有两种是中药材。这道粥膳看上去就干净、精致，而且味道还很不错！

白扁豆是一种农作物，一般用来炒食。白扁豆呈扁椭圆形，光滑，略有光泽，质地厚，气微，味淡，细细品味有豆腥气。白扁豆中的营养素很多，微量元素、蛋白质、维生素含量都很高，尤其是B族维生素，能够为身体补充全面的营养。茯苓是一种常见的中草药，是一种寄生在马尾松或赤松根部的真菌，大多产于云南、安徽、湖北等地。茯苓外表呈大小不一、形状不规则的块状体，药用作用十分显著，而且适用于各种病症。

1. 制作食谱

主料：白扁豆、莲子、茯苓、山药、白菊各15克，粳米100克。

制作方法：

① 粳米洗净；白扁豆、莲子、茯苓、山药、白菊都装在一个袋子中。

② 将袋子放入沙锅中，煮30分钟；取出小袋，加入粳米，再煮30分钟。

2. 食谱功效

① 白扁豆的营养价值

白扁豆有抗菌、抗病毒的效用。白扁豆对痢疾杆菌的抑制作用非常强，而且能缓解食物中毒的症状，保证身体的健康。白扁豆能加强人体的免疫系统，增强T淋巴细胞活性。扁豆中还含有大量的淀粉酶抑制物，有降低血糖的作用。扁豆中的微量元素含量较多，能刺激骨髓造血，提高造血功能。扁豆中含有血细胞凝集素，能促使癌细胞发生凝集，从而达到抗癌、防癌的效果。另外，这种物质还能刺激核糖核酸的合成，抑制免疫反应，容易过敏者可以多食用一些。

② 茯苓的营养价值

茯苓能够抑制胃酸分泌，维持胃液酸碱度平衡，还能杀灭细菌，防止肝损伤。茯苓中的茯苓聚糖含量很高，有很强的调养身体的作用，并且茯苓还有静心镇痛的作用，能用来治疗消化道溃疡。茯苓的不同部分具体功效也不完全一样。茯苓菌核的外皮称为茯苓皮，有利尿、消除水肿的功效。削去外皮后部分为赤茯苓，有去湿热的作用，能清除体内的热毒。切去赤茯苓剩下的部分是白茯苓，能够健脾胃，促进消化。

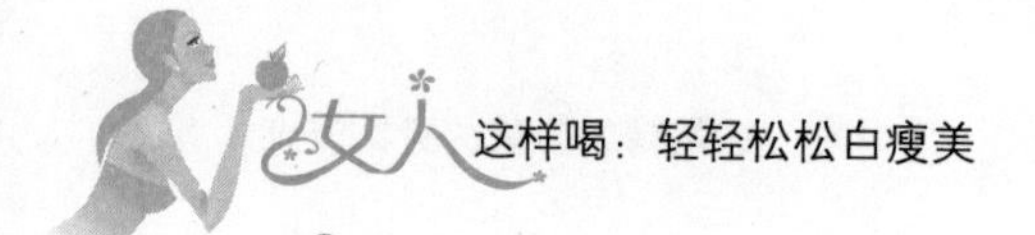

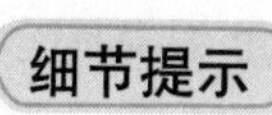

细节提示

白扁豆有一定的毒性，而加热就能分解其中的有毒物质，所以一定要保证白扁豆完全熟透，以免食物中毒。

牡蛎肉末粥

把食材放入粥中食用，是一种非常讲究、科学的吃法，而且营养价值极高。绿色食物如此，海鲜也可以放入粥中同食，这道粥就是以不同种类的三种物质为主要材料制成的。

牡蛎是一种双壳类软体动物，一般生活在大洋沿岸水域，有一种淡淡的金属味，而且海水味道非常浓重，但其肉味鲜美，红烧、清蒸、水煮皆可。牡蛎中的营养素含量非常高，尤其是其中的维生素、矿物质、蛋白质。冬寒菜又称冬苋菜，多炒食或者放入汤中。一般冬寒菜的吃食部位为幼苗或嫩茎，营养丰富，柔滑清香。冬寒菜的营养价值丰富，其中的维生素和微量元素含量尤其丰富。胡椒生长于树林中，主要分布在热带、亚热带地区，是一种藤本植物，通常攀生在树木或桩架上。其种子中含有挥发油、粗脂肪、胡椒碱等物质，经常吃的胡椒粉就是由其种子制成的。胡椒粉气味芳香辛辣，有很强的刺激性，也是人们日常生活中非常重要的调味品。

1. 制作食谱

主料：米饭（熟）200克，牡蛎50克，瘦猪肉100克，芹菜15克，冬寒菜15克。

辅料：小米面、色拉油、香油、胡椒粉适量。

制作方法：

① 牡蛎去壳，并用水冲洗干净；芹菜、冬菜洗净，切成末。

② 猪肉切成末，放入盐、色拉油、胡椒粉等，腌制。

③ 米饭用热水浸泡片刻，然后放入锅中，并加入高汤；煮滚后，放入猪肉末、牡蛎。

④ 小火熬熟后，放入盐调味；再加入芹菜末、冬菜末。

2. 食谱功效

① 牡蛎的营养价值

牡蛎能够抑制血小板聚集，有促进胰岛素分泌、加强胰岛素利用的功效，并且牡蛎还有抑制癌细胞分裂生长的作用，能有效地抑制糖类转化成脂肪。牡蛎中的牛黄酸含量非常大，有保肝利胆的作用，尤其适合孕妇食用。牡蛎中的微量元素和糖原，其中的钙和磷含量也很高，而且非常容易被人体吸收，能促进胎儿发育、预防孕妇贫血。牡蛎还含有一般食物都缺少的维生素 B_{12}，有增强造血功能的作用。另外，多吃牡蛎，还能减低胆固醇浓度，预防动脉硬化。

② 冬寒菜的营养价值

冬寒菜性寒、味甘，有清热的功效。冬寒菜中的维生素 C 和钙含量高，尤其适合孕妇，而且冬寒菜还能促进食欲，提高人体免疫力。另外，冬寒菜还有促进身体恢复、减肥、解酒的作用。

③ 胡椒粉的营养价值

胡椒粉中含有大量的胡椒碱，能抑制中枢神经兴奋，有镇静的作用。胡椒果实中含有酰胺类化合物，有杀虫的作用，而且对于很多虫卵还有抑制作用，能有效地清除人体内的有毒物质。胡椒粉还有利胆的作用，能促进胆汁分泌，减少固体物质沉积，防止胆结石。另外，血压过低者食用，还有升压的作用。

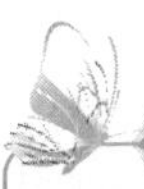

细节提示

牡蛎不宜常吃、久吃，容易引起便秘、消化不良等病症。易出血者不要食用牡蛎，容易导致心脏失血。

裙带紫米粥

大多数米类的颜色都很淡，但是今天给大家介绍的这道食谱的主材就是一种颜色非常深的紫米。这种纯天然形成的紫色素，对身体不但无害，还有很大的好处！

裙带菜为温带性海藻，外表看上去很像裙带，所以叫它们裙带菜。裙带菜是一种海鲜凉菜，风味独特，同时也被称为聪明菜、健康菜，其历史比较久远，而且营养成分含量也十分丰富。裙带菜是微量元素、矿物质的宝库，其中含有大量的氨基酸、钙、碘、锌、维生素A、维生素B、维生素C等。紫米是水稻的一种，分布范围很小，非常珍贵。紫米的颗粒匀称，颜色紫黑，甜而不腻。它的种皮表面有一种紫色物质，在民间经常被当做补品食用，有很好的滋补作用。其中的蛋白质、氨基酸、纤维素含量尤其丰富。

1. 制作食谱

主料：大米100克，紫米50克，裙带菜50克。

辅料：小米、姜片适量。

制作方法：

① 大米、紫米、小米洗净放入锅中，加入水；裙带菜洗净泡在水中。

② 姜切成片，放入锅中；烧开后，撇去浮沫，文火煮30分钟。

③ 裙带菜放入粥中，米粒熟烂即可。

2. 食谱功效

① 紫米的营养价值

紫米中的蛋氨酸含量非常高，是对人体非常重要的必需氨基酸之一，非常适合女性食用。紫米中的淀粉含量很高，能补充人体所需要的热量，还有一定的保肝解毒、节约营养物质的效果，有助于人体排出毒素。紫米中纤维素含量很高，有降低胆固醇、防治肠癌、促进肠道蠕动、促进排便的作用。紫米也是一种碱性食品，能维持人体的体温平衡、酸碱平衡，为身体正常代谢提供一个稳定且适宜的环境。

② 裙带菜的营养价值

裙带菜中的钙含量十分丰富，是牛奶的10倍，锌含量也十分丰富，是牛肉的3倍，对骨骼发育非常有利。海带中的碘含量很高，但是裙带菜中的碘含量比海带还要高，由此可见其营养价值。裙带菜是一种高营养、低热量的食品，有减肥清肠、保护皮肤、抵抗衰老的功效，有利于保持美丽的容颜。另外裙带菜中还含有褐藻酸和岩藻固醇，能减低身体内的胆固醇含量，促进人体内钠离子排出，强化血管，防治脑血栓、动脉硬化、高血压等疾病。

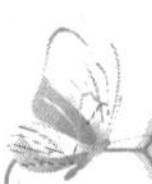

细节提示

紫米含有纯天然营养色素，对人体健康非常有利。一般来说，紫米淘洗之后还需要浸泡，所以，最好把紫米与浸泡过的水一起食用。

紫薯粥

紫色有一种神秘和高贵感，而紫色食物也有着很强的刺激食欲的作用。这道紫薯粥中放入了紫薯、香米，不但颜色浓重，而且味道十分的香甜，能让你在品尝美味的同时，还能滋养身体。

紫薯肉质呈紫色至深紫色，口味细腻、香甜、滑嫩，口感极佳，其中不但含有普通红薯的营养成分，还含有大量的硒元素和花青素。另外紫薯中含有蛋白质、果胶、纤维素、维生素以及矿物质等。香米是一种长粒型大米，早在西汉时期就有种植，武则天时期又被列为贡米。香米有一种浓烈的香味，这主要是其中含有锌、锰、镧、钛、钒、钴等多种微量元素的结果，其中的浓香具有很强的滋补作用。香米的种类很多，都晶莹如玉，浓香飘溢，所以香米又被誉为“粮中珍品”。

1. 制作食谱

主料：紫薯1个，香米150克。

辅料：银耳适量。

制作方法：

① 把香米洗净，放入碗中，加水浸泡30分钟；紫薯洗净，切成小块。

② 锅中加入足量的水，放入紫薯；水开后，加入香米。

③ 香米熟烂后，在焖10分钟即可。

2. 食谱功效

① 紫薯的营养价值

紫薯中富含维生素A，有改善视力，优化皮肤黏膜上皮细胞的作用，紫薯中还含有大量的维生素C，能有效地防治坏血病。自由基是促进人体衰老的重要物质，而紫薯中的花青素就能有效清除自由基，有抵抗衰老的作用。硒和铁是两种对人体非常重要的微量元素，铁能补血，而硒能抗癌，同样都有保持青春活力的作用。紫薯中的纤维素含量也很大，能防治各种肠胃疾病，还能促进肠道排毒，而且紫薯中还含有大量的多糖、黄酮类物质，强肝抗癌效果十分显著。

② 香米的营养价值

香米中含有多种氨基酸、维生素、微量元素，有利于补血健脑。香米有润肺去燥的功能，能强健脾胃，维持肺功能，预防呼吸道疾病。香米具有止泻的作用，能辅助治疗腹胀腹痛、食欲减退等病症。香米中含有很多物质，其中的钙有增加眼球弹力、预防近视的作用，经常面对电脑的女性应该多食用一些。另外，香米还能清除体内的自由基、预防心脑血管疾病，并且有抗辐射的作用，抗衰老效果十分明显。香米含磷较为丰富，能为卵磷脂和脑磷脂的合成提供原料，有增强记忆力、防止脑血栓的作用。

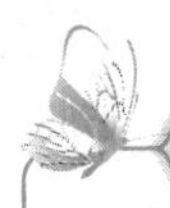

细节提示

紫薯中的糖类含量较高，吃多容易使胃酸过多，而使人感觉烧心，甚至出现吐酸水的现象。而且紫薯一定要做熟吃。

大闸蟹粥

香喷喷的大闸蟹不仅可以做成菜品，而且还能做成粥。普通的吃法虽然味道鲜美，但是浪费现象也比较严重，很多的营养物质就被白白丢弃。而把大闸蟹放到粥中，不但能充分地保留其中的营养物质，并且还有利于人体吸收。

大闸蟹又称中华绒螯蟹，是我国的一种传统名贵水产品，其味道鲜美、营养丰富，历来都是食材中的上品。大闸蟹中的蛋白质、脂肪含量较大，还含有大量的维生素A、核黄素、烟酸，经常出口食用。珍珠米是粳米中的一种，因颗粒饱满，米质油润、黏而不腻、营养丰富而出名。珍珠米中含有丰富的维生素，是八宝粥的主要食材之一，更是稻米中的佳品。

1. 制作食谱

主料：大闸蟹6只，珍珠米100克。

辅料：芹菜、猪骨、蒜、盐、鸡精适量。

制作方法：

① 珍珠米洗净，与猪骨一起放入锅中，并放入蒜一起煮。

② 30分钟后，杀蟹，取下蟹钳，去掉膀胱和蟹肚；将蟹分成两半。

③ 将蟹放入锅中，熟后放入芹菜、盐、鸡精即可食用。

2. 食谱功效

① 大闸蟹的营养价值

大闸蟹味咸性寒，有清热、化瘀、滋阴的功效，经常用来治疗跌打损伤、过敏性皮炎等疾病，对皮肤有一定的养护作用。蟹肉对各种癌症都有一定的疗效，是一种治疗癌症的辅助用药，经常食用能有效地预防癌症。大闸蟹中的蛋白质含量较高，而蛋白质是一切生命活动的物质基础，所以术后、病后的女性可以多吃一些。另外，大闸蟹中还有丰富的维生素 A，有助于保护视力，延缓皮肤老化，还能起到促进钙质吸收的作用。

② 珍珠米的营养价值

珍珠米有滋养胃阴的作用，其中还含有大量的蛋白质、烟酸、谷胱甘肽，有很强的抗癌、降血糖作用。并且，在熬成粥后，这些营养物质更容易被人体吸收，非常适合肥胖症患者、正在减肥的女性食用。

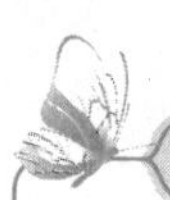

细节提示

大闸蟹属于海产品，非常容易滋生细菌，所以千万不要吃死的大闸蟹。死蟹的时间越长，细菌的种类和数量也就越多，极易引起食物中毒。

美味香菇粥

说到瘦身减肥，估计再也没有比菌类更有发言权的食物了，绝大多数的菌类中脂肪和热量含量都很少，是减肥的首选食品。这道粥品中，就放入了两种非常受欢迎的美味蘑菇，喝上一口，在你回味的同时，就能不知不觉瘦下来。

香菇被誉为“真菌皇后”，受欢迎程度位列草菇、平菇、白蘑菇之上。香菇生长在木材之上，而且味道鲜美，营养丰富。口蘑是一种生长在内蒙古草原上的一种白色野生蘑菇，味道鲜美异常，由于产量不大，而需要量很大，所以价格比较昂贵，是中国市场上最贵的一种蘑菇。口蘑味香，口感细腻软滑，吃法多样，而且形状规整美观，这是它们如此受欢迎的主要原因。

1. 制作食谱

主料：香菇 4 个，白米 100 克，口蘑 8 个。

辅料：香葱、香菜适量。

制作方法：

① 把白米和水一同放入锅中，煮开。

② 香菇和口蘑洗净，然后切成小块一同放入锅中；片刻之后放入香葱。

③ 出锅时在锅内放入香菜即可。

2. 食谱功效

① 香菇的营养价值

香菇防治癌症的效用已经得到很多人的认可，而且也已经被用在了医疗上，经常食用香菇，能有效抑制癌症。香菇中的营养素非常广泛，能促进人体新陈代谢，提高机体的适应能力，对多种疾病都有防治作用。而且香菇中还含有双链核糖核酸，能促进干扰素的产生，抗病毒的能力非常强，能预防多种疾病。香菇中的不饱和脂肪酸、麦角甾醇和菌甾醇含量都很高，能显著增强人体的抗病能力，经常食用，还能降低胆固醇、血压，防治酸性食物中毒。

② 口蘑的营养价值

口蘑中的维生素 D 含量非常高，是一种能够直接提供维生素 D 的蔬菜，多吃口蘑，能促进人体对钙的吸收。口蘑中还含有大量能够抵抗病毒侵害的物质，能有效防治癌症，而且还能提高免疫力，杀死多种致病细菌或者病毒。口蘑中不含脂肪、胆固醇，还含有大量的维生素、矿物质，非常适合减肥的女性食用。另外口蘑中含有麦硫因，这是一种稀有的氨基酸抗氧化剂，能有效抵抗衰老。口蘑中的硒含量十分高，可以与灵芝相媲美，而且很容易被人体吸收，硒是人体的一种必需微量元素，有极强的防癌抗癌的作用。

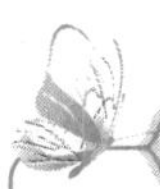

细节提示

皮肤瘙痒患者、脾胃寒湿气滞的患者禁止食用香菇。而且香菇中含有很多的生物化学物质，不能与胡萝卜素和番茄同食，会降低它们的营养价值。

第六章

越饮越美丽的滋养靓汤

与粥相似，汤的原料范围也十分广，所以汤的种类数不胜数。所有的汤都有一个共同的特点：营养物质丰富，且更易于人体吸收。这也是为什么有人说汤是人体第一大补药的原因。对于身体需要调整而又想瘦身美白的女性来说，汤是绝对不能缺少的饮品。

竹参兔肉汤

兔肉并不是我们经常食用的肉类，但是要买到兔肉也不难。兔肉不但营养价值高，而且口感十分独特。柔韧的玉竹，鲜嫩的兔肉，这道美味不容错过。

玉竹是草本植物玉竹的根茎，肉质呈黄白色，原产于我国西南地区。这种植物喜欢潮湿的环境，多生长于含腐殖质的疏松土壤中，也被用来作为观赏性植被。玉竹成分复杂，功效非常多，是一种滋补性中药，很适合女性，而且玉竹味甘、多脂、柔润，非常受大家欢迎。兔肉有家兔和野兔之分，虽然味道略有差别，但都是难得的美味。兔肉肉质细嫩，味道鲜美，营养丰富，而且非常容易消化，是其他肉类远远不及的。兔肉中的蛋白质比猪肉、牛肉含量高，而且其中的脂肪含量非常低，是很好的减肥食品。

1. 制作食谱

主料： 兔子肉 150 克，玉竹、沙参、党参各 10 克。

辅料： 枸杞子、味精、盐适量。

制作方法：

① 将玉竹、沙参、党参、枸杞子洗净；兔肉洗净，切成块，并用水焯。

② 将所有材料都放入锅中，加水煮沸 1 小时；然后放入味精、盐调味。

2. 食谱功效

① 兔肉的营养价值

兔肉中的脂肪和胆固醇含量很低，是天然美容肉类，而且多吃一些也不用担心会导致肥胖。兔肉中的卵磷脂含量非常丰富，有健脑益智的功效，经常食用，能够保护血管壁，防止血栓的形成，还能增强体质、健美肌肉、祛病健体。另外，兔肉还能保持皮肤弹性，维护皮肤水嫩光泽，美白肌肤的效果十分明显。兔肉中含有人体所必需的氨基酸，含有大量的赖氨酸、色氨酸，能清除有害物质，防止细胞受其影响发生病变。

② 玉竹的营养价值

玉竹味甘，性平；归肺、胃经。玉竹中含有大量的维生素 A，能防止皮肤皲裂，改善皮肤粗糙的状况。玉竹中含有甾甙，有强化心肌的作用，能防止心血管疾病。玉竹能够促进抗体生成，提高吞噬细胞的吞噬能力，而且玉竹还能促进干扰素合成，提高人体抗氧化、抗衰老的能力。另外，玉竹还有抑制血糖升高的作用，尤其是对肾上腺素引起的高血糖。

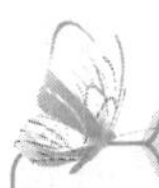

细节提示

兔肉偏凉性，脾胃虚寒者禁用，而且兔肉不能与鸡蛋同食，容易引起腹泻，导致肠胃功能紊乱。

白果猪肚汤

银杏树是我国的珍稀树种，其历史也十分久远。白果是银杏的果实，其营养价值更是不容小觑。白果的味道并不算美味，所以要注意食用方法，把它们与传统美食猪肚结合在一起，不但营养丰富，味道还十分的耐人寻味。

白果即银杏核，大小和杏核相仿，洁白如玉。白果中的营养素充足，是高级滋补品，含有大量的粗蛋白、还原糖、矿物质、粗纤维、维生素等营养素。白果具有很高的实用价值和保健价值，是非常重要的一种中药材料。猪肚就是猪的胃，猪肚是高级食材，也是很多美味佳肴的主原料。猪肚中的营养素很多，钙、钾、钠、镁、铁等金属元素和多种维生素等尤其丰富，并且猪肚还含有很多的蛋白质和脂肪。

1. 制作食谱

主料： 白果10克，猪肚80克。

辅料： 料酒、姜、葱、盐、鸡精适量。

制作方法：

① 姜切片、葱切段；将猪肚洗净，放入水中烧开，除去浮沫。

② 将姜片、葱段放入锅中，并加入料酒，煮40分钟。

③ 放入白果，15分钟后，加入盐、鸡精即可。

2. 食谱功效

① 白果的营养价值

白果味甘、苦、涩，可润肺，定喘，涩精，止带，寒热皆宜。白果具有很强的抗菌作用，尤其是对人型结核杆菌和牛型结核杆菌。经常食用白果，能增强血液流动，使肌肤红润有光泽，另外，白果还有延年益寿的作用。白果中含有黄酮甙、苦内脂，能预防脑血栓、高血脂、冠心病、脑功能减退等疾病，还能辅助治疗这类疾病，生活压力大、工作忙碌的女性可以适当食用。另外，白果还有保护心脏、减少过敏、防止支气管炎、抗衰老的作用。

② 猪肚的营养价值

猪肚味甘，性微温，归脾、胃经，有健脾胃的功效。并且对虚劳羸弱、泻泄、小便频繁等都有一定的治疗作用，非常适合气血亏损、身体虚弱的女性食用。若怀孕女性胎气不足，或者分娩后身体羸弱，多吃猪肚就能有效缓解。

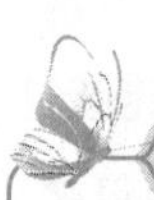

细节提示

鸡精虽然味道美，但几乎没有营养，这是因为其中的脂肪含量较多，所以不宜长期食用。

熟地黄芪驴肉汤

在肉类中，驴肉不但肉质细腻、口感好，其营养价值也远远高于我们常吃的肉类。驴肉的吃法很多，最受人推崇的就是做成汤食用，这道熟地黄芪驴肉汤，在驴肉汤中加入了两味中药材，可谓是十全大补。

熟地是地黄的块根，又叫熟地黄，是一味上等中药，滋阴补阳的效果十分显著。熟地为不规则的碎块，大小薄厚相差很大，表面呈现黑色，黏性大，柔软而有韧性，不易折断。黄芪又称北芪，是常用中药之一，为豆科植物黄芪的根，主产于中国的山西、东北等地。黄芪可以食用，也可以药用，功效十分强大。驴肉是一种难得的美味，民间素有“天上龙肉，地上驴肉”的说法。与牛肉、猪肉相比，驴肉口感好、营养高。驴肉中的氨基酸构成十分全面，而且含量都十分丰富。另外，驴肉中的蛋白质含量也很高。

1. 制作食谱

主料：熟地、黄芪各20克，驴肉250克。

辅料：盐、姜、鸡精适量。

制作方法：

① 驴肉洗净，用水焯过；姜切成片，熟地、黄芪洗净。

② 将原料和姜片都放入砂锅中，加入水；煮沸后，再用文火煮两个小时。

2. 食谱功效

① 熟地的营养价值

熟地能促进动物红细胞、血红蛋白分裂增生，加快造血干细胞的增殖，有效地治疗女性气血亏损的症状。熟地能抑制肝脏出血以及肝细胞坏死，对高脂血症、脂肪肝都有防治作用，非常适合经常饮酒的女性食用，能有效地保护肝脏。并且熟地还能增强人体的免疫能力，提高身体对传染疾病的防御能力。另外，熟地的抗氧化作用非常强，能防止衰老，而且熟地还能改变甲亢型阴虚的状态，调整甲状腺激素分泌。爱美的女性可以经常食用。

② 黄芪的营养价值

黄芪能增强内皮系统的吞噬功能，增加白细胞数量，对免疫系统有促进作用，并且黄芪还有促进血清溶血素形成的功能，提高细胞的溶血能力。黄芪能够杀灭病毒，在感冒很流行的季节，服用黄芪不但能减少感冒次数，还有利于感冒的治疗。黄芪能够增强机体的抗疲劳能力，而且还能增强身体的抗缺氧能力。

③ 驴肉的营养价值

驴肉性味甘凉，有补气养血、滋阴壮阳、安神的功效。驴肉中的亚油酸、亚麻酸、色氨酸含量都远远高于牛肉、猪肉，能促进细胞更新。驴肉中的氨基酸、不饱和脂肪酸、微量元素含量在肉类中都很高，而且胆固醇、脂肪含量又很少，非常适合正在减肥的女性食用。另外，驴肉还有很强的补血养颜的功效，能使皮肤保持健康白皙、富有弹性。

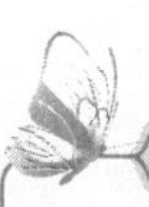

细节提示

孕妇、脾胃虚寒者不宜过多食用驴肉。另外，有慢性肠炎者也不宜食用驴肉，会加重病情。

洋葱海鲜汤

海鲜是一类非常美味的食物，口味独特、风格鲜明，而海鲜中以贝类最受人欢迎。今天的洋葱海鲜汤，就加入了一种贝类，并且还加入了一种蔬菜，增加其营养价值。美味的海鲜汤，不但实惠，还能为身体提供多种矿物质，非常值得尝试。

蛤蜊是一种软体动物，呈卵圆形，生活在海底，其肉质鲜美，被称为“天下第一鲜”，而且营养价值也十分丰富。蛤蜊富含蛋白质、碳水化合物、铁、钙、磷、碘、维生素、氨基酸等多种营养成分，而且蛤蜊的价格还十分低廉，是一种物美价廉的海产品。蟹棒的主要原料是优质鱼糜，在其中加入了蛋清、淀粉、蟹香精、水、味精等多种调料后，再经过加工就形成了蟹棒，经常被用来制作三明治，也是拼拌凉菜、涮火锅的主要原料。洋葱原产中亚，现在在世界各地都有种植，是欧美国家的主要蔬菜之一。洋葱属于二年生草本植物，我们食用的部位是肥大的肉质鳞茎，洋葱中的营养素非常丰富，其抗癌能力尤其惊人。

1. 制作食谱

主料：蛤蜊肉200克，虾仁50克，蟹棒30克，洋葱50克。

辅料：盐、料酒、胡椒粉适量。

制作方法：

① 洋葱剥净，切成丝；蟹棒切成段；虾仁洗净。

② 锅中放入油，并放入洋葱炒香；加入适量的水，放入蛤蜊肉、虾仁、蟹棒。

③ 开锅后放入料酒，出锅之前放入盐、胡椒粉即可。

2. 食谱功效

① 洋葱的营养价值

洋葱有发热散寒的作用，还能刺激胃肠蠕动，分泌消化液，从而增强食欲、促进消化。洋葱中有一种物质叫栎皮黄素，是一种天然抗癌物质，经常食用能大大降低患癌症的概率。另外，洋葱还有提高骨密度、防治骨质疏松的功效。洋葱中有多种抗发炎的物质，能杀灭细菌，提高身体的防病能力。

② 蛤蜊的营养价值

蛤蜊味咸、性凉，有滋阴润燥、化痰明目的作用。蛤蜊的营养价值丰富，尤其是矿物质元素。蛤蜊属于贝类软体动物，其中含有很多能降低胆固醇的物质，比如24－亚甲基胆固醇，其降低胆固醇的功效比药物还强，经常食用也不用担心会肥胖。人们在食用蛤蜊的过程中常有一种清爽宜人的感觉，有益于解除烦恼，从这方面说，有利于人们保持一个好心情，促进心理健康。并且蛤蜊对干咳、失眠等病症还有调理作用，是失眠女性的理想食物。

③ 蟹棒的营养价值

蟹棒具有弹性，其中含有大量的肌纤维蛋白，能为人体补充多种营养，使肌肤富有弹性。蟹棒的味道十分鲜美，其蛋白质含量很高，且有益于人体吸收，能够为细胞的分裂增生提供优质原料，使细胞保持健康活力。另外，蟹棒中还含有脂肪酸，具有护肝防癌的作用。

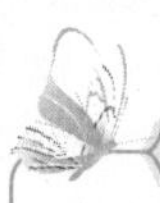

细节提示

蛤蜊是一种海鲜，容易携带病菌，食用前一定要确保洁净。不要吃没有熟透的蛤蜊，容易引起肝炎；不要吃不新鲜、死的蛤蜊，这样的蛤蜊携带的病菌非常多，会使人患各种疾病。

当归枸杞甲鱼汤

甲鱼的滋补作用非常强，甲鱼汤一直都很受人推崇。再加入当归、枸杞两味中药材，对身体更是大有益处。

当归是多年生草本植物，在我国大部分区域均有栽培，是最常用的中药之一，而且当归的药用范围十分广泛。当归呈圆柱形，外皮细密，表面呈黄棕色、棕褐色。当归木质部分颜色较淡，茎断面有髓和空腔。甲鱼是一种水陆两栖的爬行动物。甲鱼没有鳃，它是用肺呼吸的，在河流、湖泊中均有分布。甲鱼肉味鲜美、营养丰富，不仅是餐桌上的美味，而且是一种备受推崇的滋补药品和药材，做法多样。人们喜欢吃甲鱼不仅因为其味道鲜美，还因为它富含多种蛋白质、维生素、矿物质等多种营养素，保健强身效果异常强大。

1. 制作食谱

主料：当归、枸杞15克，甲鱼150克。

辅料：料酒、白糖、盐、鸡精适量。

制作方法：

① 甲鱼肉洗净，切成小块。

② 将甲鱼放入锅中，煮沸，撇去浮沫；加入当归、枸杞子。

③ 一段时间后，放入料酒、白糖，煮1小时。

④ 将要出锅时，加入盐、鸡精调味。

2. 食谱功效

① 当归的营养价值

当归性温，味辛甘，入心、肝、脾三经，有活血、调经、止痛的功效。当归对子宫平滑肌有双向的调节作用，其主要成分是一种挥发油，非常适合女性调养身体，尤其是处在经期的女性。体质不佳的女性经常会表现出小腹疼痛、手脚冰凉、面色苍白等症状，食用当归就能有效缓解。

② 甲鱼的营养价值

甲鱼肉有明显的防癌、抗癌的作用，经常用于治疗虚弱、贫血、白细胞减少等病症。甲鱼的净血作用十分显著，能有效减低血液内胆固醇含量，对高血压、冠心病患者非常有益，而且有利于减肥。另外，甲鱼对肺结核、贫血还有一定的疗效，能有效地缓解体质虚弱的身体状况。甲鱼有延缓衰老的作用，能有效地缓解更年期症状，滋阴凉血，提高人体免疫能力，很适合总感觉身体不适而又没有明显病症的女性。

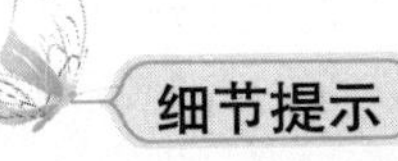

细节提示

肝炎患者不宜吃甲鱼，这是因为甲鱼中的蛋白质含量非常丰富，不但不宜消化吸收，而且还会加重肝脏负担，严重者还会导致血浆浓度升高，诱发昏迷。

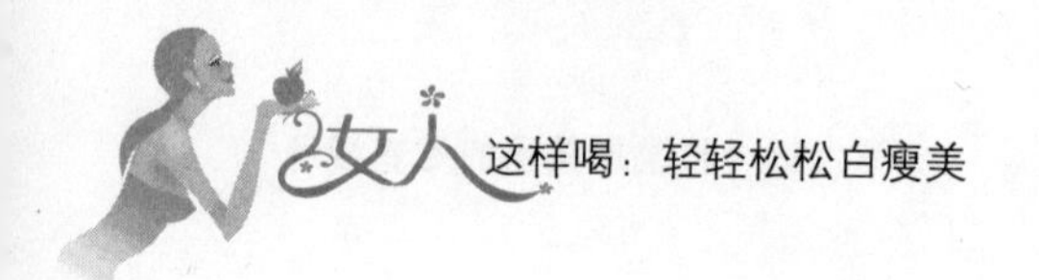

苜蓿芥蓝汤

不是主料中要有大鱼大肉才对人体有益，蔬菜永远都在食材中占有一定的地位，同样选对蔬菜也能做出美味的汤品来。这道苜蓿芥蓝汤就是这样一道“清”汤，吃惯了大鱼大肉，就让蔬菜来清清肠道吧！

苜蓿是一种豆科植物，是人类的古老食物，有“牧草之王”的称号。苜蓿中的粗蛋白含量非常高，还富含多种维生素、矿物质、膳食纤维，更可贵的是，苜蓿中的糖类含量非常少，是一种典型的高纤维、低热量食物。芥蓝是一种草本植物，食用部分为幼苗及叶片，芥蓝的花苔也是我国的特产蔬菜，品质脆嫩，爽脆不硬韧，而且可以炒食、汤食，还能用来配菜。芥蓝中含有纤维素、糖类等，能为身体提供多种营养。

1. 制作食谱

主料：苜蓿200克，芥蓝100克。

辅料：香油、盐、葱、姜、五香粉、鸡精适量。

制作方法：

① 苜蓿、芥蓝洗净切成段；姜、葱切成末。

② 锅中放入水，煮开，然后放入苜蓿、芥蓝、姜、葱、五香粉。

③ 烧开后，加入鸡精、香油、盐调味即可。

2. 食谱功效

① 苜蓿的营养价值

苜蓿具有清脾胃、利肠道、下结石的功效。苜蓿中含有丰富的维生素K，具有很强的止血作用，可以作为经期女性的首选蔬菜。很早以前，人们就用苜蓿来治疗胃或痔、肠出血。苜蓿中含有苜蓿素，具有抗氧化的作用，能防止肾上腺素氧化，还有微弱的雌激素效用，能促进身体内分泌的平衡。另外，苜蓿还能抑制结核杆菌的生长，能够防治多种传染性疾病。

② 芥蓝的营养价值

芥蓝味甘，性辛，有解毒祛风、除热解乏、清心明目的功效。芥蓝中还有一种苦味的生物碱，能增强食欲，加快肠胃蠕动，有助于消化。另外，芥蓝中还含有奎宁，这也是一种具有苦味的物质，能抑制体温中枢的兴奋性，达到消暑解热的目的，很适合夏季食用。芥蓝中还含有的大量膳食纤维，能治疗便秘、降低胆固醇、软化血管，促进脂肪和食物残渣的排出，对肥胖女性十分有利。另外，芥蓝中还含有大量的维生素 A、维生素 C 等，有去火消炎的功效，能用来治疗牙龈出血，保持牙齿健康。

黑木耳瘦肉红枣汤

菌类、肉类不仅可以出现在菜品中，还能作为汤类的主材料，这样做出来的菌类更有味道，汤中的瘦肉也更容易消化。荤素搭配的汤，不但营养均衡，而且风味互相影响，口感非常特别。

黑木耳是一种菌类，其色泽黑褐，肉质柔软、味道鲜美、可素可荤，在各种普通菜肴中都占有重要地位，并且其食用价值和药用价值都很高，分布范围也很广。黑木耳中含有多种矿物质，其中的铁含量在各种食物中名列榜首，是补血良品。猪肉是我国人们主要食用的肉类，而猪肉中猪瘦肉的营养价值要比猪肥肉更高一些。其中不但含有优质蛋白质和必需的氨基酸，还有矿物质元素、硫胺素、烟酸等具有特殊作用的营养素。所以有些人也把猪瘦肉称为“长寿之药”。

1. 制作食谱

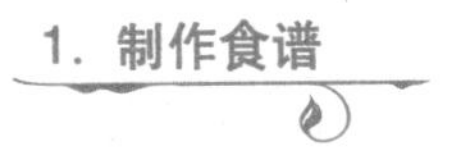

主料：猪瘦肉 300 克，黑木耳 30 克。

辅料：红枣、味精、细盐适量。

制作方法：

① 猪瘦肉切成片；黑木耳泡开，洗净；红枣洗净去核。

② 把黑木耳、红枣放入锅内，烧开；20 分钟后加入瘦猪肉。

③ 猪肉熟后，加入味精、盐即可。

2. 食谱功效

① 黑木耳的营养价值

黑木耳味甘性平，有凉血、止血的作用。中医学里经常用它来治疗咯血、吐血、血痢、痔疮出血、便秘带血等疾病。黑木耳中含有丰富的植物胶原，吸附能力非常强，对食物中不能消化的异物有溶解和氧化作用，经常食用，有利于清除肺部垃圾，清理消化道，保健作用十分显著，很适合消化不良的女性食用。黑木耳中含有大量的铜和铁，这些微量元素对头发非常重要，能促使头发变黑。

② 猪瘦肉的营养价值

猪瘦肉中含有丰富的 B 族维生素，能促进人体代谢、保证皮肤和肌肉的健康，还能提高身体的免疫功能，强化神经系统。猪瘦肉的血红蛋白中含有丰富的铁，而且有益于人体吸收，其补铁效果要比蔬菜好，能有效地预防贫血，气血虚弱的女性应该适当多吃。猪瘦肉再经过炖煮后，其中的脂肪及胆固醇含量会减少，不饱和脂肪酸含量增加，非常适合身体虚弱、久病初愈、产后血虚、肥胖症患者食用。

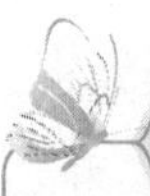

细节提示

夏季身体容易起痱子的人应该少吃猪肉，这是因为猪肉中组胺含量较高，而组胺能引起痱子，尤其不要边喝酒边吃猪肉。

菱角猪腱汤

虽然都是猪肉，但是不同部位的肉，其营养价值和口感也大不一样。细心而精致地选材，才能做出美味的菜品。猪腱上的肉非常滑，很受人们的欢迎，把它们与水果放到一起，一定能让你大吃一惊。

菱角是菱的果实，其皮脆肉美，既可以生食，又能蒸煮后食用。菱角含有丰富的蛋白质，而且还含有多种维生素和微量元素，能生津止渴、利尿解酒。古人认为菱角能够补五脏，还有减肥的作用。猪腱就是猪大腿上的肌肉，猪腱肉表面有肉膜，软硬适中，纹路规则，而且肉质嫩滑、肉质纤维柔韧，是很多人的至爱。

1. 制作食谱

主料：菱角250克，红萝卜100克，猪腱150克。

辅料：姜、盐适量。

制作方法：

① 菱角汆烫后捞出；红萝卜洗净后切成块；猪腱也切成块，汆烫后捞出。

② 将菱角、红萝卜、猪腱放入锅中，并加入姜、盐，煮开即可。

2. 食谱功效

① 菱角的营养价值

菱角味甘、涩，性凉。菱角中的某些物质，能抑制癌细胞变性和组织增生的作用，抗癌效果非常显著，经常接触不良环境的女性应适当多吃。菱角的补气效果明显，能健力强股膝。菱角对多种皮肤病都有抑制作用，多用于辅助治疗头面黄水疮、皮肤赘疣等疾病，能保护肌肤。菱角具有利尿通乳的作用，减肥期间食用，有助于身体排毒。

② 红萝卜的营养价值

红萝卜的最大特点就是其抗癌效用十分显著。红萝卜中含有萝卜硫素，是一种生物活性物质，能刺激细胞产生有益酶，加强细胞抵御致癌物质的能力。红萝卜中的维生素A含量非常大，能抑制癌细胞生长，促使癌化细胞转化成正常细胞。红萝卜还含有淀粉酶，能分解亚硝胺，降低致癌率。红萝卜还有大量的木质素，能加强吞噬细胞吞吃癌细胞的能力，增强人体的抗病能力。红萝卜是一种碱性食品，含有丰富的活性酶，能促进嘌呤的代谢，并且红萝卜中还含有大量的矿物质元素，能有效地提高血液质量，治疗痛风。长期食用，还有降血脂、降胆固醇、稳定血压的作用，对多种恶性疾病都有防治效果。

③ 猪腱的营养价值

猪腱肉富含蛋白质、氨基酸，而且其含量与人体所需非常接近，能有效地提高身体的抗病能力，在补充失血、修复组织方面有神奇的功效。并且，猪腱肉还有强健筋骨、止渴止涎、滋养脾胃的作用，适合身体虚弱的女性食用。

韭菜猪血汤

猪血是猪肉的一种副产品，很多女性朋友不喜欢吃猪血，因为总有一种“血淋淋”的感觉，事实上猪血对人体非常有利。要想保证猪血的鲜美味道并不难，关键是要讲究做的方法，这道韭菜猪血汤带你去尝尝猪血的独特味道。

韭菜是一种多年生宿根蔬菜，适应性很强，全国各地均有栽培，其历史也十分悠久。韭菜具有健胃、提神、补肾壮阳的功效，中医学中还有人把它称为“壮阳草”“洗肠草”。韭菜中的维生素和微量元素含量尤其多，还含有多种具有特殊作用的物质。猪血又称液体肉，也经常被我们称为血豆腐，是猪血的凝结块状物。其中富含蛋白质、维生素 B_2、维生素 C、铁、磷、钙等营养素。

1. 制作食谱

主料：韭菜 120 克，猪血 600 克。

辅料：酸菜、米酒、盐、胡椒粉、高汤适量。

制作方法：

① 猪血切成片，汆烫后捞起；酸菜切丝；韭菜洗净后切成小段。

② 把高汤煮开，先后放入酸菜丝、猪血、调味料。

③ 即将出锅时，加入韭菜。

2. 食谱功效

① 韭菜的营养价值

韭菜味甘、辛，性温、无毒，有一种浓烈的气味，有增进食欲的作用，能促进营养物质的消化吸收。另外，韭菜还具有暖胃、健胃的功效，其中的粗纤维，不但能预防便秘和肠癌，还能帮助排泄系统清除体内垃圾，轻松排毒。韭菜有散瘀、解毒的作用，能降低血压、血脂，防治冠心病、动脉硬化，还有助于减肥。韭菜中含有大量的硫化合物，有一定的杀菌作用，能有效地预防各种病菌病毒引起的疾病，保持身体的健康。

② 猪血的营养价值

猪血的血浆蛋白在人体内会被分解成一种解毒、清肠物质，能够清除进入人体内的粉尘、有害微粒。长期接触有害粉尘的女性应该多吃猪血。猪血中富含铁，具有排毒养颜的功能，是美白肌肤的首选食材。猪血中的蛋白质含量非常丰富，而且容易被人体消化、吸收。与猪肉不同，猪血的脂肪含量非常少，属于低热量、低脂肪的食物，非常适合肥胖病人食用。猪血中的锌、铜含量十分丰富，具有提高免疫功能、抵抗衰老的作用。猪血中还含有一定量的卵磷脂，能防治动脉硬化，还能健脑加强记忆力，适合脑力活动量大的女性食用。

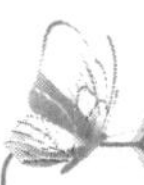

细节提示

韭菜益肾祛寒，但是能够诱发皮肤疮毒、皮癣症、皮炎，湿毒忌食。韭菜的刺激性较强，溃疡、眼疾患者要谨慎食用。猪血也不是人人都适宜，高胆固醇、肝病、高血压、冠心病患者应少吃，有消化道出血疾病者要少食。

海马乳鸽金针汤

要问在涮菜和火锅中，哪种食物最不能少，估计很多人都会选择金针菇。以前经常涮着吃，今天我们就换一种吃法，把它们放到汤中。

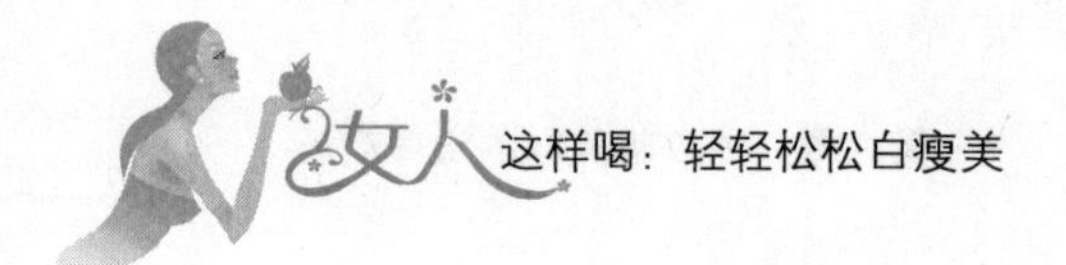

金针菇是一种常见菌类，因为其菌柄细长，所以叫金针菇。金针菇滑嫩、柄脆，味美适口，清香扑鼻，尤其适用于凉拌和火锅。金针菇的氨基酸含量非常丰富，而且富含粗纤维，能预防多种疾病，具有很高的药用食用价值。海马属于硬骨鱼，外表奇特，头部像马，眼睛像变色龙，还有个大鼻子，身体像一个木雕。虽然海马外形奇特，但它们却是一种名贵的中药，有强身健体、舒筋活络、消炎止痛、止咳平喘的功效。乳鸽是指刚出巢一月以内的雏鸽。乳鸽肉厚而嫩，滋味鲜美，富含多种蛋白质和少量无机盐，是不可多得的佳品，也是各种美食的重要原料。

1. 制作食谱

主料：海马2只，乳鸽1只，金针菇150克。

辅料：党参、枸杞、姜、盐、鸡粉、高汤、白酒适量。

制作方法：

① 乳鸽肉洗净，去除内脏；党参洗净后用水浸泡。

② 锅内放入高汤，煮沸后，放入乳鸽、金针菇、海马、姜、党参、枸杞、白酒等。

③ 将要出锅时，放入盐、鸡粉调味即可。

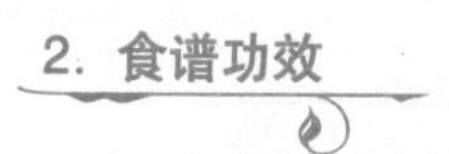

2. 食谱功效

① 海马的营养价值

海马对神经系统的疾病疗效显著，是各种治疗神经系统类疾病药品的重要原料，神经衰弱、失眠女性食用海马，大有好处。海马对于虚喘哮喘、虚弱、孕妇难产等都有一定的治疗效果，并且海马还经常被用来治疗跌打损伤后的疼痛等病症。海马中有一种物质，能促进性激素的分泌，有效调节由内分泌失调引起的身体不适和病症。另外，海马还能增强人体的抗缺氧性，降低体内的氧化性物质含量，保护神经元，具有抗癌的效用。

② 乳鸽的营养价值

乳鸽中的氨基酸和精氨酸含量较高，能促进蛋白质的合成，加快伤口愈合，有利于皮肤细胞的新陈代谢。并且乳鸽肉非常细嫩，其中的营养物质很容易被消化吸收，其滋补益气、祛风解毒的效果非常明显，对于病后体弱、头晕神疲、记忆力减退的女性来说，非常适合。

③ 金针菇的营养价值

金针菇中含有丰富的赖氨酸和精氨酸，而且还含有大量的锌，这些物质有利于智力发育。金针菇中含有朴菇素，能增强身体的抗癌能力，并且还能降低胆固醇，防治各种肠胃疾病。金针菇能有效地促进新陈代谢，协助身体吸收各种营养物质，增强细胞活性，还能协助排泄系统排除体内的垃圾、重金属，防治由重金属引起的病症。金针菇是一种高钾低钠食物，能有效维持体液平衡，促进钠的排出，非常适合肥胖者食用。

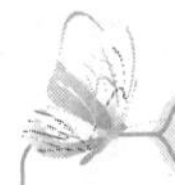

细节提示

金针菇并非人人适合，金针菇性寒，脾胃虚寒者应该少吃，关节炎患者也要谨慎食用，容易加重病情。

黑枣杞菟煲鸡蛋

中药是我国的民族瑰宝，蕴含着大智慧，尤其是其养身的功效更是被人们称道。中药并不是一种只有在生病时才能吃的东西，平时食用一些能起到强身健体、预防疾病的作用。这道黑枣杞菟煲鸡蛋，不但有一味中药，还加入了黑枣、鸡蛋、枸杞，补身作用更好。

黑枣又称野柿子，在我国北方很常见，虽然黑枣称为枣，但是它们并不属于枣类。黑枣是“黑五类”之一，也是传统的补肾食品。黑枣的营养价值丰富，含有膳食纤维、脂肪、果胶、蛋白质，而且黑枣中还含有大量的维生素、矿物质、单宁、黄色素，有“营养仓库”之称。菟丝子是一种寄生植物，主要靠攀附在其他植物并从寄主中吸收养分维持生命。在食物中，菟丝子并不常见，但

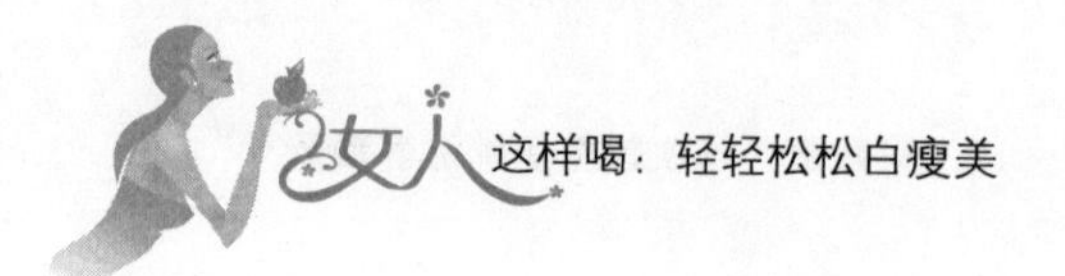

是菟丝子是一种很有名的中药材，有补肾、养肝、明目的作用。

1. 制作食谱

主料： 黑枣10个，菟丝子15克，枸杞子25克。

辅料： 鸡蛋、冰糖适量。

制作方法：

① 锅内放入水，然后放入黑枣、菟丝子、鸡蛋、冰糖，煮开。

② 15分钟后，取出鸡蛋，再煮几分钟；汤开后加入冰糖即可。

2. 食谱功效

① 黑枣的营养价值

黑枣中的维生素C含量非常丰富，能预防牙龈萎缩、减轻动脉硬化、清除自由基、提高免疫力，有延缓衰老、明目固齿的作用。黑枣中的钾元素含量十分丰富，而钠含量则要低很多，能促进人体排出多余的水分和垃圾物质，有稳定血压、软化血管、保护心脏的作用。黑枣中的膳食纤维含量非常高，不仅能促进胃肠蠕动，还能增加消化液分泌，有利于减肥清脂。黑枣中的果胶含量很大，果胶难以消化，而且很容易吸水，从而大大降低胆固醇的吸收，降血脂效用十分明显。

② 菟丝子的营养价值

菟丝子能够调节人体的内分泌系统，促进下丘脑、垂体、卵巢等器官分泌激素，调节内分泌系统。菟丝子能增强心脏的收缩力，降低血压，保护血管。并且，菟丝子还能防治白内障，平息神经系统兴奋。菟丝子的杀菌抗癌作用十分明显，能有效地抑制金黄色葡萄球菌、伤寒杆菌的分裂增生，防治由多种病菌引起的疾病。

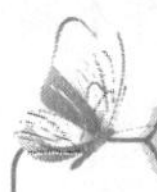

细节提示

黑枣不宜空腹食用，因为其中的果胶和鞣酸会与胃酸结合，形成硬块，阻碍消化。黑枣也不宜过多食用，容易导致腹胀。

干贝竹荪冬瓜汤

贝类是一类重要的海产品，其衍生食品也是多种多样，但这些食品都有一个共同的特点，那就是味道鲜美。这道海鲜汤选材简单，但是精致可口、风味特别，是一道难得的美味。

干贝是扇贝的干制品，味道、色泽、形态都极佳，口感也非同一般。干贝中蛋白质、碳水化合物的含量也很丰富，而且还含有多种矿物质，其矿物质含量甚至在鱼翅、燕窝之上。与新鲜扇贝相比，干贝的海腥味大大降低，这也使它们更受欢迎。姜是日常生活中必不可少的调味料，其食用价值、药用价值都很高。竹荪多生长在潮湿的竹林中，香味浓郁，我国各地均有分布。竹荪的蛋白质、脂肪含量都很大，而且还含有菌糖、粗纤维等。

1. 制作食谱

主料：干贝50克，竹荪10克，冬瓜300克。

辅料：姜、葱、盐、黄酒、高汤适量。

制作方法：

① 葱切段，姜切片，与干贝一起放入碗中，并向锅中加入黄酒和少量水。

② 在锅中放入水；把干贝蒸30分钟；取出凉凉，撕碎。

③ 竹荪浸泡后切段；冬瓜切成小块。

④ 锅内放入高汤，然后放入干贝、竹荪、冬瓜；冬瓜半透明时，加入盐即可。

2. 食谱功效

① 干贝的营养价值

干贝性平，味甘、咸，有滋阴补肾、下气利五脏的功效。干贝有很强的抗肿瘤作用，能增强人体内巨噬细胞的活性，减少癌瘤细胞。干贝中的蛋白质含量非常大，而且非常容易被人体消化吸收，能够为身体提供多种营养物质，有利于细胞的更新生长。另外，干贝中含有丰富多样的氨基酸、核酸，还有钙和锌，能保证身体的营养平衡，而且干贝还能降血压、降胆固醇，非常适合肥胖者食用。

② 竹荪的营养价值

竹荪中的氨基酸、维生素、无机盐含量非常多，能强身健体、补脑益气，还有安神静心的作用，适合身体不适、体质较差的女性食用。

③ 姜的营养价值

生姜具有很强的杀菌作用，能抑制皮肤真菌，杀死阴道滴虫，防治各种疮毒、皮肤疾病，有利于皮肤的美白健康。生姜的抗癌作用十分明显，能抑制癌细胞的活性，降低癌症的发病率。姜中的姜辣素，能刺激胃黏膜，增强食欲、促进消化，并且姜还能提高神经系统的兴奋性，促进血液循环，有利于排毒。姜还能防治呕吐，对晕车有一定的治疗效果。

细节提示

干贝含有谷氨酸钠，这种物质在人体内可能会转化为有毒、有害物质，影响大脑正常代谢。所以干贝不宜过量食用，否则会导致消化不良，而且容易引发皮疹。

葛根红萝卜龙骨汤

排骨是我们常见的食材，其大部分都是骨头，也有少量的肉，容易入味，吃起来非常鲜美。猪大骨上几乎没有肉，也有营养价值吗？

当然，虽然猪大骨上只有少量的肉，但是其营养价值却非常丰富，猪骨中富含钙、磷、铁，对身体发育、骨骼发育都有益处，而且其骨髓更具有营养。购买猪骨，应该主要看是否新鲜。葛根是一种豆科植物，是我国南方部分省份的常食蔬菜。葛根甘凉可口，而且药用价值还很高，其中的黄酮类化合物尤其丰富，能治疗多种疾病。蜜枣属于干果，把青枣周身割裂，然后与白糖一起煮，就形成了蜜枣。蜜枣的甜度非常大，而且价格低廉，非常受人欢迎。并且多道工序并没有降低蜜枣的营养价值，其中含有大量的胡萝卜素和维生素 C，是一种老少皆宜的保健食品。红萝卜是萝卜的一种，呈球形，皮为红色，根为白色，具有极高的食用价值和药用价值。

1. 制作食谱

主料：猪大骨头500克，葛根400克。

辅料：红萝卜、蜜枣、食盐适量。

制作方法：

① 葛根去皮切成小块；猪大骨头剁成小节；红萝卜切块；猪大骨放入滚水中，焯去血水。

② 蜜枣、葛根、猪大骨一同放入高压锅中，煮30分钟。

③ 将汤放入沙锅中，放入红萝卜，煲30分钟。

④ 出锅时，加入适量的盐调味即可。

2. 食谱功效

① 猪大骨的营养价值

猪大骨味甘、性微温，入肾经。猪排骨中的优质蛋白质含量非常高，而且所含的热量也比猪肉高，能使人迅速恢复体能。猪大骨有滋阴补血的功效，并且还有治疗肾虚耳鸣、贫血、消烦静心的作用，有助于气血不足的女性恢复健康。

② 葛根的营养价值

葛根能提高细胞的分裂增生能力，促进肝脏功能恢复、胆汁分泌，防止脂肪累积，并且还能促进新陈代谢，有预防各种肝病、加强肝脏的解毒排毒能力的作用。葛根的益智作用十分明显，能有效地治疗记忆障碍疾病，还能预防老年性痴呆、记忆力减退等病症，而且葛根中的总酮能促进脑循环，增加脑部的血流量，适合经常用脑的女性食用。葛根对体温还有调控作用，能调节各种原因引起的发热，缓解心烦不安等症状。葛根中的酮类化合物有很强的降血脂作

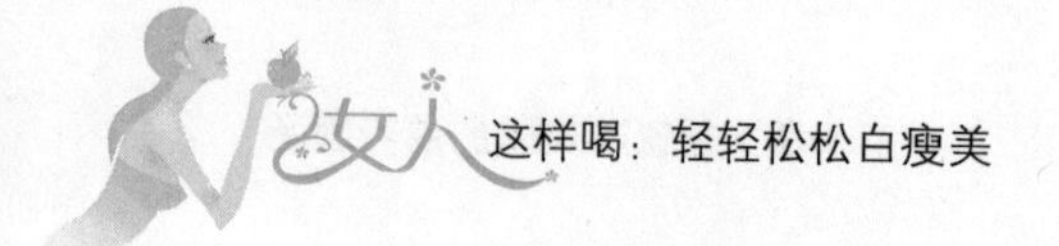

用，能够用于治疗高血糖、高血脂疾病。

③ 蜜枣的营养价值

蜜枣清心润肺，能提高人体免疫力，抑制癌细胞。并且蜜枣还能降低胆固醇的含量，提高人血白蛋白的含量，预防多种血管疾病。蜜枣中含有丰富的维生素C，能清除人体内的胆固醇和垃圾物质，有防治胆结石的功能。蜜枣中的矿物质含量非常高，其中钙和铁的含量很大，能预防贫血、促进骨骼发育。另外，蜜枣中还含有大量的芦丁，有软化血管、防治高血压的作用。

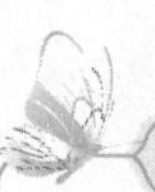

细节提示

蜜枣中的含糖量很高，糖尿病患者不宜食用。另外，牙病患者、便秘患者都应该谨慎食用。

椰香汤圆

汤圆是最受人们喜爱的传统食品之一，软香黏滑，口感味道都十分独特。而在其中加入椰子和雪莲果，估计就很少有人知道是什么味道了。如果你已经吃惯了日常美食，不妨换换口味。

雪莲果原产自安第斯山脉，是一种传统根茎食品，在国外有“神果”之称。雪莲果的口感非常像水梨，汁多晶莹，香甜脆爽。雪莲果中的寡糖含量非常高，而且属于低热量食品，非常适合糖尿病人、减肥者食用。西米是米类的一种，在有些地区，西米是主要食物。西米白净滑糯，营养丰富，能用来做汤、糕饼和布丁。我们常喝的珍珠奶茶中的“珍珠”就是西米。

1. 制作食谱

主料： 雪莲果2个，西米150克，黑芝麻汤圆1包。

辅料： 椰汁、椰浆、白糖、牛奶适量。

制作方法：

① 西米用水洗净，放入锅中，并不断搅拌，直至西米变成半透明状。

② 用清水清洗煮熟的西米，直到没有黏稠感为止；雪莲果去皮，切成小粒。

③ 锅中放入水，加入雪莲果粒，2 分钟后取出；椰汁中加入白糖，加热至溶化后，再加入牛奶、椰浆、雪莲果粒；然后加入西米，搅拌均匀。

④ 锅内放入水，煮熟黑芝麻汤圆，然后加入雪莲果椰香西米汁，盛出即可食用。

2. 食谱功效

① 雪莲果的营养价值

雪莲果果寡糖含量非常大，其功效也十分明显，有促消化、调理胃肠道、调整肠道菌群数量的功效，减肥效果十分明显。雪莲果能帮助消化，改善消化系统，这是因为雪莲果中含有大量的水溶性膳食纤维，有润肠通便，治疗消化道疾病的作用。而且果寡糖与膳食纤维共同作用，还能清除人体内的有毒物质。雪莲果中还含有大量的微量元素，能提高免疫力，还有净血、降血糖、降血脂的作用，能有效地预防高血压、糖尿病、肥胖症、心血管疾病。而且雪莲果具有清肝解毒的作用，有养颜美容的功效。

② 西米的营养价值

西米有促进消化的作用，而且其晶莹爽滑，有助于皮肤保持洁白水嫩。西米的养护作用十分显著，非常适合体质虚弱、产后恢复、病后调理的女性吃。另外西米对消化不良、神疲乏力、肺结核还有一定的疗效，能使人迅速恢复体力。

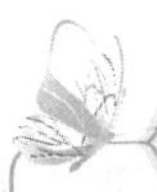

细节提示

汤圆中的糖含量非常高，不适合糖尿病人食用，而且汤圆黏性较大，有胃病的人应该少量食用，否则极易引起消化不良。

海胆炖蛋

对于女性朋友来说，肌肤的质量是评价美丽的重要指标，如果脸上起了痘痘，或者皮肤很粗糙，一定会大大降低美感。要美白肌肤，那这道汤品可千万不能错过，护肤的丝瓜、美味的海胆，能让你轻松赢得美白皮肤。

海胆又叫海刺猬，像一个带刺的紫色仙人球，是一种棘皮动物。海胆的身体由一个坚硬的胆壳包裹着，初次见到它的人很难把它看成动物。虽然海胆其貌不扬，但是它却是一种味道非常鲜美的食物，营养价值非常高。海胆卵是主要的食用部分，其中含有多种对身体有益的物质。丝瓜原产印度，在我国华北比较常见，也是夏季主要蔬菜之一。丝瓜中含有蛋白质、脂肪、碳水化合物、钙、磷、铁及维生素 B_1、维生素 C 等物质，保健效果非常好。另外，丝瓜中还含有枸橼酸、脂肪酸等物质，经常被用来治疗咳嗽、咽喉炎等疾病。

1. 制作食谱

主料：丝瓜 100 克，海胆黄 300 克，鸡蛋 2 个。

辅料：葱、姜、五花肉、生抽、醋、盐、香油适量。

制作方法：

① 丝瓜洗净去皮，切成片；五花肉切片；葱姜切末；鸡蛋打散。

② 锅里放少许油，油热后放入肉片，放入醋、生抽、葱、姜；然后放入丝瓜、盐。

③ 加入适量的水，烧开，然后加入鸡蛋；最后加入海胆黄，出锅时加入香油即可。

2. 食谱功效

① 海胆的营养价值

中医认为海胆味咸，性平，具有化痰消肿、健脾强肾、滋阴补阳的功效。海胆卵中的卵磷脂、蛋白质含量很高，而且还含有脂肪酸、硫胺素等多种营养元素，能有效地预防心血管疾病，有利于保护脑部健康。另外，海胆中还含有大量的氨基酸及矿物质，能提高身体的免疫能力，安神补血。海胆卵中含有丰富的荷尔蒙，护肤养颜作用十分明显，有利于美白肌肤、保持肌肤弹性。另外，海胆中的蛋白质含量非常高，有促进食欲的效果，可用来治疗胃炎、十二指肠溃疡、颈淋巴结核等疾病。

② 丝瓜的营养价值

丝瓜是极好的美容食品。丝瓜汁具有保持皮肤弹性的作用，去皱效果十分明显。而且丝瓜还能为皮肤补充 B 族维生素、维生素 C，具有保护皮肤、消斑洁肤的作用。丝瓜还有促进皮肤代谢的作用，能够清除角质层，使皮肤娇嫩光滑。另外，丝瓜还有调节月经的作用，能缓解因各种月经不调引起的病症，非常适合女性食用。

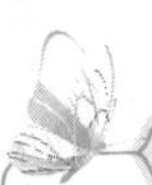

细节提示

海胆极易变质，非常容易滋生细菌，一定要食用新鲜的海胆。另外，还要确保海胆来自洁净水域。

泥鳅雪菜蚕豆汤

要减肥而又抵挡不住美食的诱惑该怎么办呢？那就尝尝这道汤品吧！美味的泥鳅没有过多的热量，雪菜、蚕豆又有瘦身的功效。瘦体，而又不用抵制诱惑，可以说是首选瘦身营养汤。

泥鳅生活在湖池，营养价值很高，被称为“水中之参”。泥鳅也是一种鱼，但是它们与其他鱼种差别很大，它们体形圆短，没有鳞，表面有黏液。泥鳅味道鲜美，而且质优价廉，是一种美味的大众食品。泥鳅中的蛋白质含量较高，而且还有多种维生素、不饱和脂肪酸。雪菜，是长江一带普遍栽种的蔬菜，主要食用部分是叶柄和叶片，也是一种常见的民间草药。雪菜做法多样，炒、蒸、

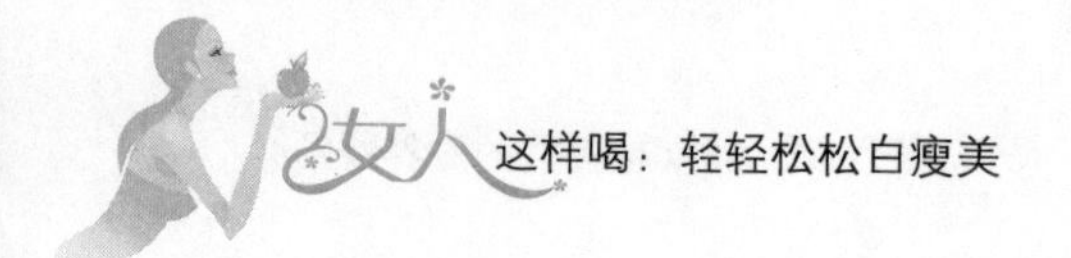

煮、汤皆可，而且还能腌制。新鲜雪菜略涩微辣，腌制的雪菜质脆味鲜，爽脆略酸。雪菜中的维生素含量丰富，而且还有芥子油等多种特殊物质。蚕豆名称很多，因为其非常像蚕，所以叫蚕豆，能用作粮食、蔬菜、饲料、绿肥。蚕豆中的营养素非常丰富，不但含有大量的氨基酸，而且还含有多种矿物质。

1. 制作食谱

主料：泥鳅300克，雪菜100克，蚕豆50克。

辅料：盐、味精、姜、蒜、菜籽油、江米酒适量。

制作方法：

① 把泥鳅放在净水中养几天，然后宰杀；雪菜用温水泡5分钟。

② 蒜切成片，干红椒对半切成粗椒丝。

③ 空锅烧至红热，放入宰杀的泥鳅，然后铲起；倒入油，再加入泥鳅，至泥鳅变小，呈现金黄色；然后倒入雪菜。

④ 倒入开水，然后撒上料酒等其他原料，出锅前加盐、味精调味即可。

2. 食谱功效

① 泥鳅的营养价值

泥鳅中含有大量的亚精胺，能促进人体细胞发育，延缓衰老，还能增加皮肤的弹性和水嫩。泥鳅中富含DHA，有利于大脑发育，并且泥鳅还能刺激人体分泌酒精氧化还原酶，有很强的解酒作用。泥鳅含有核苷，是各种疫苗的重要成分，有提高身体抵抗力的作用，研究表明，泥鳅能辅助治疗肝炎癌症，而且还有抗菌消炎的作用。泥鳅是高蛋白、低脂肪食品，有利于减肥，非常适合夏季食用。

② 雪菜的营养价值

雪菜中含有大量的抗坏血酸，还原性很强，能参与机体的氧化还原过程，增加大脑供氧，提高大脑用氧效率，有醒神健脑，消除疲劳的作用。雪菜的花具有很强的解毒功能，能抑制细菌、抵抗感染，还能消除细菌毒素的毒性，促进伤口愈合，对皮肤保养非常有利，医学上多用来辅助治疗感染性疾病。雪菜有一种特殊的香味，有促进消化、增进食欲的作用。雪菜组织粗硬，含有大量的食用纤维素和胡萝卜素，能治疗眼病，还能防治便秘。

③ 蚕豆的营养价值

蚕豆中的钙、锌、锰、磷脂含量大，并且还含有大量的胆石碱，能增强记忆力，非常适合脑力工作者食用。蚕豆皮中有大量的粗纤维，能促进肠胃蠕动，降低胆固醇。蚕豆中的蛋白质含量丰富，而且不含胆固醇，能有效地预防心血管疾病，有利于减肥。蚕豆中维生素C、钙含量丰富，能预防动脉硬化，促进骨骼发育，适合孕妇食用。另外，蚕豆还有很强的抗癌作用，是已知的抗癌食品之一。

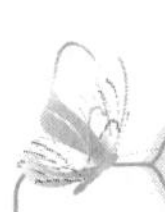

细节提示

雪菜纤维粗大，而且含量高，不易消化。肠胃不健者不要过多食用。蚕豆中含有过敏因子，有些人吃了蚕豆会发生过敏，过敏者身体内的红细胞被大量破坏，皮肤眼球都会变黄，这一点需要特别注意。

竹荪三黄鸡

鸡肉是生活中最常吃的肉类之一，味道复杂，种类繁多，三黄鸡就是其中的一种。这道竹荪三黄鸡，选材虽然很简单，但是工序复杂讲究，调味料多，是一道难得的美味。

竹荪是一种隐花菌类，由于其寄生在枯竹根部，所以叫竹荪。竹荪十分漂亮精致，有深绿色的菌帽，雪白色的菌柄，粉红色的菌托，而且在其顶部还有一圈洁白的网状裙由上向下铺开。竹荪营养丰富，滋味鲜美，有“山珍之花”的美誉。三黄鸡是一种享有较高名誉的鸡种，在《中国家禽志》中有详细介绍。三黄鸡体型小，产蛋量高，肉质细嫩，营养丰富，口感好，而且三黄鸡皮脆骨软，脂肪丰满，备受人们的一致好评，只是三黄鸡的价格比其他鸡种要稍高一些。

1. 制作食谱

主料：竹荪12根，三黄鸡1只。

辅料：鸡精、葱、姜、八角、桂皮、盐、麻油适量。

制作方法：

① 用清水浸泡三黄鸡，去除血水；用热水焯后，再清洗一遍。

② 切掉竹荪后的白点部分，并放入水中浸泡；在水中焯一下，捞出剪成段。

③ 葱切段，姜切成片；把所有材料都放入锅中，并加入水，大火烧开；30分钟后加入盐，再煮30分钟。

④ 出锅前，加入鸡精和香油调味即可。

2. 食谱功效

① 竹荪的营养价值

竹荪有预防高血压的功效，还能治疗神经衰弱等疾病。竹荪还具有很强的防腐功能，能抑制细菌的滋生，防治由细菌引起的传染病和各类疾病。现代研究表明，竹荪中含有抑制肿瘤的成分，云南苗族人的癌症发病率非常低，就与他们经常食用竹荪有关。

② 三黄鸡的营养价值

三黄鸡中的蛋白质含量非常高，而脂肪含量低，非常适合减肥者食用。三黄鸡中的氨基酸含量非常高，而且含有多种人体必需的氨基酸，并且三黄鸡中还含有丰富的磷、铁、铜与锌、B族维生素、维生素A、维生素D、维生素K，能为身体提供均衡的营养，保证身体健康。并且，三黄鸡中的脂类物质大多是油酸和亚油酸，这些都是饱和脂肪酸，能够降低脂肪、胆固醇含量，适合减肥女性食用。

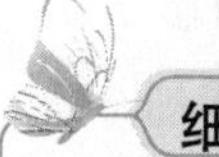

细节提示

三黄鸡最大的特点是肉质细嫩，所以一定要控制好煮的时间。煮老的鸡肉，口感会差很多。

养生菌王汤

菌类是一类非常美味的食物，很少有人能抵挡住它们的诱惑，但是菌类也是一种不能随意食用的食物，因为很多菌类都有毒。这道菌王汤，放入了很多菌类食物，一定能让你过足“菌”的瘾。

牛肝菌是一类真菌的总称，其中大部分都能够食用。牛肝菌风味独特、肉肥厚柄粗壮，多用来制成加工品或腌制食用。牛肝菌的主要活性成分是多糖(葡萄糖、甘露糖、木糖)、生物碱和甾醇类化合物等。草菇在几百年前就已经有人种植，是世界上第三大栽培食用菌，我国是草菇的主要生产国。草菇营养丰富，味道很鲜美，其维生素含量非常高，而且含有18种氨基酸及大量矿物质。

1. 制作食谱

主料：金针菇、草菇、鲜香菇、牛肝菌各50克。

辅料：食盐适量。

制作方法：

① 将菇类洗净，用水浸泡1~2天，然后控干水分。

② 把菇类放入高汤中，煮沸；然后小火煮3小时左右。

③ 出锅前加入食盐调味即可。

2. 食谱功效

① 牛肝菌的营养价值

牛肝菌具有清热解烦、舒筋活血、祛风散寒的功效，也是一种中药。牛肝菌对癌症有很强的抑制作用，而且还能杀死很多病菌，平时食用，能防治流感。牛肝菌中的氨基酸含量较多，而且含有很多生物碱，有治疗腰腿疼痛、四肢抽搐的功效。经常食用可以明显提高身体的免疫力，改善血液循环。

② 草菇的营养价值

草菇中含有大量的维生素 C，能促进新陈代谢，提高人体免疫、抗病能力。草菇中有一种物质，能与人体内的重金属元素结合，形成废物，并促其排出体外，防治重金属引起的疾病。草菇中有一种异种蛋白，能消灭人体癌细胞，而且其中的粗蛋白，同样有防癌的作用。草菇能够减缓人体对碳水化合物的消化吸收，不会摄入过多的热量，能有效地防治肥胖。

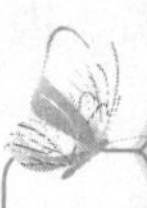

细节提示

很多菌类在食用之前都需要浸泡，但是草菇不需要，直接洗净，放入菜品中即可。

杞子牛蛙汤

蛙肉是近些年才进入到寻常百姓家庭的肉类，其肉质滑嫩，是难得的美味，而一碗香浓的牛蛙汤更是一道诱人的汤品。吃惯了鸡鸭鱼肉，来尝尝鲜嫩的牛蛙，换一种口味，也给自己换个心情。

牛蛙原产自北美落基山脉，其体大肉肥，是世界上著名的肉用蛙类，很受人们欢迎，而且牛蛙不仅有食用价值，还有其他用途，比如制作皮革、手套、手提包等。牛蛙味道鲜美、营养丰富，可以说是一种名贵食品。枸杞、黄芪是重要的中药材，有很多对身体非常有利的营养素。

1. 制作食谱

主料：牛蛙 600 克，枸杞、黄芪各 15 克。

辅料：陈皮、姜、盐适量。

制作方法：

① 将牛蛙洗净，切成小块；并用开水氽烫。

② 锅内放入水、牛蛙、陈皮、姜；大火煮1小时。

③ 闻到浓郁的肉味后，加盐调味。

2. 食谱功效

① 牛蛙的营养价值

牛蛙是一种高蛋白、低脂肪、低胆固醇食品，有利于肥胖者消耗脂肪，防治肥胖。牛蛙还具有滋补解毒的作用，消化功能弱或胃酸过多者，多吃牛蛙能有效地缓解此类病症。并且牛蛙还具有保持精力充沛、养心安神的功效，大病初愈的女性可以多吃一些。

② 黄芪的营养价值

黄芪能保证血清和肝脏的蛋白质活性，从而加强身体的新陈代谢。黄芪能促使心脏收缩，使心脏振幅增大，排血量增多，能够治疗因中毒而导致的心脏衰竭，还能有效地缓解疲劳，强健身体，抵抗一定程度的心率失衡。黄芪能直接扩张外周血管，有很强的降血压作用。黄芪能保护肝糖原，对肝炎和乙肝病毒有抵抗作用，能防治多种肝脏疾病，强化肝脏功能。

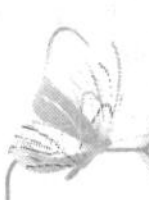

细节提示

牛蛙肉质非常细嫩，很容易软，所以不用长时间加热。老化的牛蛙口感大大降低，而且不容易消化。

昆布带鱼汤

瘦身首先要注意饮食，而如何不长胖，还能享受到美食也就成了广大女性的最大困惑。别急，你可以尝尝这道鱼汤，不但口感独特，还能帮助去脂减肥！

昆布与海带非常相似，但是它们是完全不同的两种食物。昆布是一种多年生大型褐藻，成熟后呈橄榄褐色，叶片狭长。昆布中的营养素非常丰富，其中含有藻胶素、甘露醇、海带氨酸、谷氨酸、维生素、碘等。带鱼是一种常见鱼类，也是很多家庭逢年过节的必备鱼类。带鱼的名称是由其体形而来的，带鱼体形修长，像带子一样，背部是银灰色，尾巴为黑色，一般全长在0.7～1米。带鱼的分布较广，在我国很多海域都有分布，是我国的主要海产鱼类之一。由于带鱼肉厚刺少，营养十分丰富，非常受人们的欢迎。

1. 制作食谱

主料： 带鱼500克，昆布100克。

辅料： 青红椒、辣椒、酱油、盐适量。

制作方法：

① 带鱼清除内脏和鱼鳍，洗净后切成小段；昆布用水泡软，洗净后也切成小段；青红椒、辣椒洗净切丝。

② 锅中放入水，然后放入带鱼和昆布；煮熟。

③ 然后加入青红椒丝、辣椒丝、盐、酱油等调味。

2. 食谱功效

① 带鱼的营养价值

带鱼性温，味甘、咸，归肝、脾经，有益气暖胃、补气养血、养肝健美的作用。我国古代医学中经常用它来治疗久病体虚、气短乏力、营养不良等病症，很适合营养不良的女性食用。吃带鱼时，最好将带鱼鳞一起食用，因为鱼鳞的药用价值比鱼肉还要高，其中含有很多不饱和脂肪酸，能预防动脉硬化、心脏病等疾病，还能降低胆固醇，有利于减肥。

② 昆布的营养价值

昆布能明显提高甲状腺机能，这主要是因为昆布中含有很多碘元素。昆布中含有海带氨酸，这种物质有很明显的降血压的作用，而且对平滑肌还有抑制作用，能有效地缓解紧张的状态。昆布中含有大量多糖，能明显抑制胆固醇、甘油三酯的生成和沉积，还对血液有抗凝作用，有利于减肥。昆布还能增强人体的抗辐射能力，提高免疫力，对正在进行化疗和放疗的病人非常有利。

党参黄芪鸽子汤

想吃肉，但是又怕胖，这是很多女性朋友都很困扰的一个问题。其实解决这个问题非常简单，选对肉就可以了。这道鸽子汤就是一道诱人又吃不胖的美味。

鸽子是一种全世界都很常见的鸟，我们平时所说的鸽子，只是鸽科鸟类的一种。鸽子的养殖历史非常久远，是最早与人类接触的鸟类之一。鸽子的营养价值极高，虽然是肉类，但是它们的脂肪含量非常低，蛋白质含量非常高，是美味也是滋补佳品，素有“动物人参”的美誉。党参、黄芪、当归都是常见的中药材，它们各有所长，放在一起药用价值更高。

1. 制作食谱

主料：鸽肉500克，猪瘦肉150克，党参60克，黄芪30克。

辅料：当归、枸杞子、红枣、盐适量。

制作方法：

① 鸽子肉洗净，切成大块。

② 在锅中加入水，并加入鸽子肉、猪肉、党参、黄芪、当归、枸杞子、红枣，大火烧开。

③ 然后转为文火，炖1个小时，出锅之前，加盐调味即可。

2. 食谱功效

① 鸽肉的营养价值

鸽肉中的泛酸含量丰富，能有效治疗脱发、白发等病症，另外，鸽子中还含有很多的精氨酸，能促进人体蛋白质的合成，加强细胞代谢，保护皮肤。鸽肉还具有一定的保健功效，有补肝壮肾、清热解毒、生津止渴的作用，并且鸽肉还有美白养颜的效果。鸽子是食疗的常见食材，能治疗血虚闭经、记忆力衰退等疾病。鸽肝中还含有最佳的胆素，能够辅助人体处理胆固醇，防止动脉硬化。

② 黄芪的营养价值

黄芪中具有多糖，有稳定血糖的作用。黄芪的抗菌作用明显，能抵御或杀死痢疾杆菌、肺炎双球菌、葡萄球菌等细菌，并且黄芪还对口腔病毒有一定的抑制作用，体质虚弱易患病的女性朋友可以多吃一些。黄芪中有类似激素作用的物质，有助于身体发育，还能有效治疗月经不调、消化不良等病症。

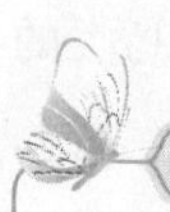

细节提示

有的时候，鸽肉很不容易烂。这可能有两个方面的原因，一是可能买的是老鸽肉；还有可能是提前放入了盐，盐应该最后放。

第七章

美肤减肥的时尚羹

严格地说，羹也属于汤的一种，之所以单独把它们归为一类，是因为羹有着自己的特点。羹一般都是糊状、冻状的，基本做法也是蒸炖，与汤的主要区别就是羹比较稠。羹大体可分为肉羹和蔬菜羹两种，但无论哪种羹都十分精致，营养功效也不可小觑。

松子藜麦糯米羹

食物的种类数不胜数，不同的食物，其营养价值也不尽相同。这道松子藜麦糯米羹就集中了几种营养价值极高的食材。松子、藜麦，还有糯米，不仅黏滑爽口，对身体还有很大的好处！

松子又名松子仁，是食疗佳品，历来就有“长寿果”之称，受到很多医家、营养学者推崇。松子仁中含的不饱和脂肪酸较多，对维持脑功能、神经功能、身体发育都有好处。并且松子仁中还含有钙、磷、铁、胡萝卜素、维生素 B_1、维生素 B_2及烟酸等营养素。藜麦原产于南美洲，是印加土著居民的传统粮食，有几千年的种植历史，其颜色多种多样，口感非常好。藜麦的营养价值全面而丰富，被当地人称为“粮食之母”。后经过研究，联合国粮农组织得出结论，藜麦是唯一一种单体植物，即可满足人体基本营养物质需求的食物。

1. 制作食谱

主料：糯米、大米、藜麦各 50 克，松子 20 克。

辅料：盐、棒骨汤、棒骨适量。

制作方法：

① 在制作之前，糯米、大米、藜麦用水浸泡一晚，然后将米粒打成细泥。

② 锅内放入棒骨汤、棒骨，烧开；把火调小，加入打出的米泥。

③ 等到米糊呈黏稠、透明状时，加入盐调味；然后将松子砸碎，撒入米糊中。

2. 食谱功效

① 藜麦的营养价值

蛋白质有三类，即完全蛋白、半完全蛋白、不完全蛋白。完全蛋白属于优质蛋白，不但能维持身体健康，还能促进身体发育，而藜麦中就含有大量的完全蛋白，这在植物中非常少见。藜麦中含有非常多人体必需的氨基酸，而氨基酸的均衡充裕是人体健康的保证。如果缺乏，很容易受到疾病侵袭，降低人体免疫力。赖氨酸能促进大脑发育，参与肝及胆的细胞生成，还能促进脂肪代谢，防止细胞老化。异亮氨酸能保证脑、脾脏及脑下腺的调节功能正常发挥，还能间接调节甲状腺、性腺。蛋氨酸是组成血红蛋白、组织与血清的重要物质，能强化脾脏、胰脏及淋巴功能。

② 松子的营养价值

松子能够供给人能量，促进脑细胞代谢，有利于抗疲劳、恢复体力。运动员、用脑过度的人，应该多吃一些松子。松子中的谷氨酸含量非常高，而且磷和锰含量非常丰富，有健脑的作用，能增强记忆力。松子还有润肠通便的作用，非常适合体虚、便秘的女性，还有利于瘦身减肥。松子有预防心血管病、动脉硬化、脑血栓的作用，可调整和降低血脂，软化血管。而且松子还有助于人体排出身体内的毒素和废物，使皮肤光洁、滋润。

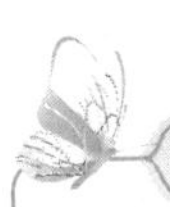

细节提示

过多加工程序会降低藜麦的瘦身效果，所以最好选用最本质的藜麦。如果想要保证口感，可以在烹食前多淘洗几次，以减少其轻微涩味。

香芹牛肉藜麦羹

蛋白质是人类生命活动的必需物质之一，补充蛋白质是保证身体健康的先决条件之一。这道香芹牛肉藜麦羹，不但富含多种蛋白质，而且还非常容易被人体消化，是强身健体的绝好选择。

藜麦营养价值丰富，是全球十大健康营养食品之一，而且联合国粮农组织把它称为“全营养食品”。藜麦属于易熟易消化食品，口感独特，还有坚果的特殊味道，对多种疾病都有辅助治疗效果，并且食用的范围非常广，是不可多得的食材。牛肉中的蛋白质含量非常高，但是脂肪含量很低，所以很受人们欢迎，甚至有人称牛肉为“肉中骄子”。

1. 制作食谱

主料：牛肉150克，藜麦80克。

辅料：香芹、胡萝卜、洋葱、盐、黑胡椒粉、牛肉粉、橄榄油适量。

制作方法：

① 牛肉洗净，切成条，放入碗中，并加入盐、黑胡椒粉、橄榄油腌制15分钟。

② 将腌制好的牛肉放入容器中，然后用微波火力加热2分钟；取出，加入洋葱，再加热1分钟；加入洗干净的藜麦，并加入一定量的水，再加热5分钟。

③ 取出后，加入胡萝卜块、香芹丁、盐、牛肉粉，最后加热10分钟。

2. 食谱功效

① 藜麦的营养价值

藜麦中的锰元素含量非常高，是一种对人体非常重要的微量元素，也是一种非常重要的抗氧化剂，能调节血糖水平，激发酶的活性，并且还能促进脂肪及胆固醇分解，降脂作用十分明显。另外，锰还能强化再生系统，怀孕女性应该多吃一些藜麦。很多谷物中几乎不含锌，但藜麦中的锌含量却十分高。锌能参与酶的合成，促进身体发育，还能提高免疫力，促使伤口愈合，有美白皮肤的作用，并且很多激素都离不开锌，它对维持身体机能的正常有着非常重要的作用。藜麦含有很多天然植物雌激素，能预防乳腺癌、前列腺癌等癌症，减少心血管疾病、动脉硬化病的发病率，还能缓解各种由激素分泌不足引起的病症。

② 牛肉的营养价值

牛肉中的肌氨酸含量高，能增长肌肉、增加力量，并且在运动时，牛肉能补充三磷酸腺苷，补充体力。牛肉中含肉毒碱，这是一种能促进新陈代谢，加强健美效果的物质。牛肉中的钾含量非常高，如果人体缺少了钾，蛋白质的合成就会减弱，细胞的新陈代谢就会受到影响。牛肉中含维生素 B_{12}，能促进细胞的产生，给人体提供能量，还能促进氧气的吸收和供给。牛肉是一种口味非常独特的食物，其中还含有大量的铁，能有效地防止缺铁性贫血，适合气血不足的女性长期食用。

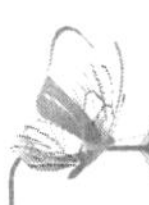

细节提示

牛肉虽然对身体非常好，但是不适宜过敏、胃炎、痔疮患者食用。

鸭血黄花菜豆腐羹

贫血是女性非常容易患的病症之一，营养的吸收、利用不好，就很容易导致贫血。如果你正经受着贫血的困扰，那这道羹品就不容错过了。而且这道汤非常可口，很适合女性朋友。

鸭血即凝固的鸭子血液，是最理想的补品之一，也是非常美味的食材。做好的鸭血，爽口宜人，油而不腻，非常受人喜欢。鸭血呈暗红色，其中含有很多营养物质，尤其是矿物质元素。黄花菜是一种传统蔬菜，色泽金黄，食之清香、鲜嫩，营养价值极高，被称为“席上珍品”。黑木耳是一种非常常见的食材，无论是做辅料还是做主料，黑木耳不但为菜肴增加了美味，还为食物增加了药用功效。

1. 制作食谱

主料：鸭血150克，豆腐100克，木耳30克，黄花菜30克。

辅料：葱、姜、盐、酱油、香醋、鸡精、胡椒粉、香菜适量。

制作方法：

① 在做菜之前，把木耳、黄花菜泡好；鸭血、豆腐都切成条，鸭血条煮2分钟，豆腐条用盐水浸泡几分钟。

② 在锅中加入油，然后放入葱、姜，闻到香味后，加入木耳、黄花菜，并加入适量清水。

③ 煮开后，加入鸭血，并加入酱油、香醋、盐和胡椒粉。

④ 3 分钟后，加入豆腐、味精并撒上香菜即可。

2. 食谱功效

① 鸭血的营养价值

鸭血味咸，性寒，能补血、解毒。鸭血中含有大量的铁，而且以血红素铁的形式存在，非常容易被人体吸收。鸭血中还含有大量的微量元素钴，能防治各类贫血病。鸭血能够清除人体内的垃圾，避免毒素物质积累，尤其是对金属微粒、灰尘微粒等有很强的净化作用，不但有排毒作用，还有一定的减肥效果。鸭血中的维生素 K 含量很丰富，能促进血液凝固，而且鸭血中还有很多营养物质，能防治营养不良、心血管疾病等多种病症。

② 黑木耳的营养价值

黑木耳中含有大量的植物胶原和纤维素，能促进肠胃蠕动、增强消化，促进排泄，减少脂肪的吸收，有效地预防肥胖症。而且这些物质还能吸附身体内积累的毒素，预防各种消化道疾病。黑木耳中的维生素 K 含量丰富，还含有很多腺苷类物质，能减少血液凝块，预防血栓、冠心病，促进血液循环，强化排毒运输作用。另外，黑木耳还含有丰富的多糖和卵磷脂，能清除血管内的脂肪，防止血管内的脂肪沉积。黑木耳中还含有一定量的类核酸物质，能有效地降低人体内的胆固醇和甘油三酯，纤体丰胸效果十分显著。

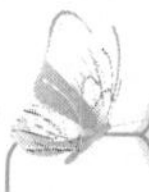

细节提示

心脑血管疾病患者要少吃鸭血，因为鸭血中含有很多的胆固醇，会加重病情，甚至威胁到生命。

椰香芋泥羹

不要以为只有大鱼大肉才能制成羹，同样也不要认为羹只有进补的作用。这道椰香芋泥羹中有一种水果，还有一种蔬菜。在为身体补充矿物质、微量元素的同时，更重要的是为身体清理废物。

香芋是一种草本植物，根呈球状，与马铃薯类似。香芋表皮为黄褐色，果肉为白色。香芋的口感与薯类类似，并且味甜而芳香，回味无穷，被誉为“蔬菜之王”。香芋的做法非常多，而且其中的营养物质含量也非常多，是逢年过节的必备菜肴。椰奶是由椰汁和椰肉制成的，低蛋白、无纤维，其主要成分是淀粉和饱和性脂肪酸，主要用来增加色泽，当然它们也有一定的营养价值。

1. 制作食谱

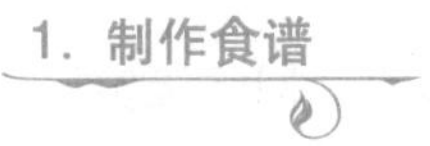

主料：香芋2个，椰奶200毫升。

辅料：牛奶、糖适量。

制作方法：

① 香芋洗净后蒸熟；凉凉后，一部分切成小块，一部分碾成泥。

② 椰奶、香芋混在一起，并加入适量的牛奶、糖；煮开即可。

2. 食谱功效

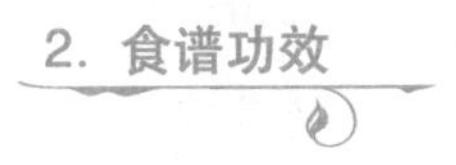

① 香芋的营养价值

香芋有散积理气、清热镇咳的药效。香芋中的蛋白质含量很高，含有很多的粗蛋白、聚糖类物质，能增强人体的免疫力，滋养身体。香芋中还含有一种多糖类植物胶体，止泻作用明显，能增强人体的抗病能力，预防乳腺癌、甲状腺癌等疾病。并且香芋还有很强的调理身体的作用，益胃宽肠、补益肝肾、散结，能用于辅助治疗癌症。体质虚弱的女性用来调养身体，再好不过。

② 椰奶的营养价值

椰奶有清凉消暑、生津止渴的作用，能够维持体液平衡。另外，椰奶还有利尿驱虫、止呕止泻的功效。椰奶中含有丰富的糖类、蛋白质、生长激素、维生素、微量元素，能调节体液平衡，扩充血流量，还有滋润皮肤、美白养颜的效果。椰奶中的钾、镁含量都很高，能治疗胃肠炎疾病引起的脱水，而且还能有效地缓解食欲不振、身体虚弱等症状。

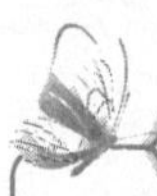

细节提示

荨麻疹、湿疹、哮喘患者及有痰者尽量少食香芋。肠胃病患者，要忌食香芋。

宋嫂鱼羹

宋嫂鱼羹是一道非常有名的菜，其味道当然是十分鲜美、回味无穷。但其实这道宋嫂鱼羹并不难做，而且其用到的原料、调味料都很常见，只要注意方法我们就能自己做出来。挑战一下，尝尝自己做的宋嫂鱼羹吧！

草鱼是栖息在平原江河湖泊的一种常见鱼类，大多喜欢生活在多水草区域，是我国四大家鱼之一。草鱼非常活泼，是一种食草性鱼类，其味道也十分鲜美，营养价值也很高。冬笋是立秋前后生出的笋芽，笋质幼嫩，鲜美爽脆，很受人们喜爱。而且冬笋的食用方法非常多，与肉类放到一起，味道更好。同春笋和夏笋相比，冬笋的营养价值最高，其中含有丰富的胡萝卜素、维生素等，还含有多种不同种类的氨基酸。

1. 制作食谱

主料：草鱼肉600克，冬笋30克，水发冬菇25克。

辅料：鸡蛋、葱、姜、油、盐、高汤、生抽、香醋、黄酒适量。

制作方法：

① 葱、姜洗净，葱切段，姜切丝；冬笋、水发冬菇洗净，鸡蛋打散。

② 草鱼宰杀洗净，割离鱼肉和鱼骨；鱼肉切成大片。

③ 在鱼肉中加入葱、姜、黄酒、盐，蒸6分钟；取出葱、姜，备用。

④ 在锅中加入高汤、黄酒，煮开后加入笋丝、香菇丝；然后加入鱼肉、生抽、盐；片刻后加入鸡蛋。

⑤ 汤再开后，加入醋、香油即可。

2. 食谱功效

① 冬笋的营养价值

冬笋味甘、性微寒，归胃、肺经。冬笋是一种高蛋白、低淀粉食品，具有一定的减肥功能，非常适合肥胖女性食用。冬笋中含有大量的纤维素，能促进肠道蠕动，促进消化和排泄，清除体内的垃圾，不但有一定的瘦身作用，还能预防大肠癌。并且，冬笋中还含有一些特殊的多糖物质，也有抗癌作用。

② 草鱼的营养价值

草鱼肉性味甘、温，无毒，有暖胃的功效，草鱼中含有丰富的不饱和脂肪酸，能调节血液循环，心血管疾病患者可以长期食用。草鱼中的硒元素含量非常高，能提高身体的抗氧化能力，有一定的抗衰老、养颜美容功效，另外硒元素还有一定的防治肿瘤的作用。草鱼肉嫩、不腻，而且容易消化，食欲不振的人可以多吃一些草鱼来开胃、滋补身体。

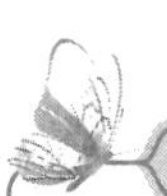

细节提示

草鱼胆有一定的降血压功效，但是也有毒，不能食用。另外，草鱼不能大量食用，否则容易诱发疮疥，正在经期的女性也不宜食用。冬笋中含有大量的草酸，草酸与钙结合会形成草酸钙。所以有尿道疾病、肾炎的人要少量食用。

桂花栗子羹

桂花是一种常见花，有一种浓郁的香味，因为高贵圣洁而闻名。桂花茶大家都比较熟悉，但是桂花羹就很少有人吃过。其实桂花是能吃的，并且不同的

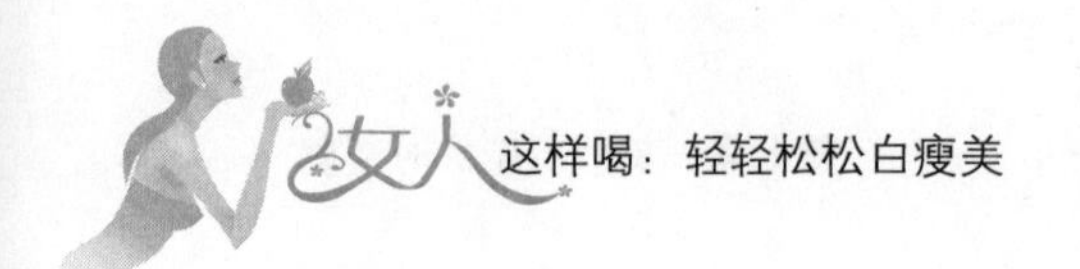

吃法，其味道也不尽相同。自己动手，尝尝带有桂花香的栗子羹吧！

桂花是桂花树上开的花，非常具有观赏性。桂花中含有很多对人体非常有利的物质，药用价值非常高。糖桂花是由桂花和白砂糖制成的，色美味香，食用范围非常广。栗子香甜异常，是一种常见的食用坚果，主要分布在北京、河北、山东、河南等区域。栗子壳表面有刺、呈球形，里面的坚果是食用部分。

1. 制作食谱

主料：栗子150克，糖桂花20克。

辅料：枣、白砂糖、豌豆淀粉适量。

制作方法：

① 将栗子切成两半，放入锅中煮，直至皮壳能剥开为止；放入锅中蒸至酥透，切成小粒。

② 锅内放入水，放入白糖、栗子、红枣；待糖全部溶于水后，放小火，然后放入糖桂花。

③ 撒入豌豆淀粉，摇匀、勾成薄芡即可。

2. 食谱功效

① 栗子的营养价值

新鲜栗子中的维生素C含量非常高，甚至比西红柿、苹果还多，而且其中的钾、镁、铁、锌、锰都比一般水果高出许多，外国人称之为人参果。栗子中含有丰富的不饱和脂肪酸、矿物质、维生素，能有效地预防血压病、动脉硬化等疾病，还能抗衰老。栗子中含有核黄素，能维持细胞的活性，还能保护皮肤，调节皮脂腺分泌。

② 桂花的营养价值

桂花有浓郁的香气，这种芳香物质能消痰、止咳、平喘，保护消化道，还能杀灭口腔中的细菌、清新口气，并且这种芳香物质，还有散血消瘀，促进有毒物质排出的作用。另外，通过对其营养物质进行分析，我们知道桂花中的氨基酸含量非常高，其中含有丰富的微量元素钾、锌，能治疗小便不利、尿频尿痛等病症，还能促进新陈代谢。

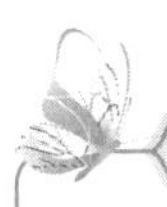

细节提示

桂花性温，体质偏热者要少吃，而且千万不要食用发霉的桂花，其中含有很多毒素。

红糖皂角羹

红糖，一般的时候我们也只是把它当成调味品。其实，红糖不仅是调味品，还是一种药材呢！甜甜的红糖皂角羹，又简单、又方便，味道甜美，而且还能清除身体内的垃圾。

红糖是一种没有经过高度精炼的糖，一般是由甘蔗经榨汁浓缩形成。红糖中几乎保留了蔗汁中的全部成分，其中不但含有糖，还含有大量的维生素和微量元素。正因为其中的特殊物质非常多，其营养价值也远远高于白糖。皂角米是皂荚的果实，是云南特产，能增强人体脏腑功能，是珍贵的天然绿色食品。皂角米营养成分丰富繁多，是一种高能量、高碳水化合物、低蛋白、低脂肪食品，做熟的皂角米呈半透明，香糯润口，是一种天然的保健食品。

1. 制作食谱

主料： 皂角米 20 克，红糖 30 克。

辅料： 银耳、红枣适量。

制作方法：

① 皂角米提前泡发；银耳泡发，并撕成小片。

② 在锅中加入水和皂角米、银耳、红枣，然后小火煮开。

③ 将要成熟时，加入红糖；再煲十分钟。

2. 食谱功效

① 皂角米的营养价值

皂角米性温，味辛。皂角米中含有大量的胶原蛋白，被人们称为“植物燕窝”。胶原蛋白能减慢消化速度，增加皮肤弹性，美白作用十分明显，非常适合女性食用。皂角米中的脂肪含量非常低，适合肥胖者食用，而且经常食用也不用担心发胖。研究表明，皂角米还有清肝明目、祛痰开窍、提神补气、养心通脉的功效，是女性调养身体的首选食品。

② 红糖的营养价值

红糖中含有大量的糖类，葡萄糖、果糖、单糖、多糖等，能为身体提供能量，加速细胞的代谢。红糖中含有大量叶酸、微量营养素，能加速血液循环，增加血液成分，提高血液的溶氧、供氧能力。红糖中还含有大量的维生素和抗氧化物质，能促进细胞新陈代谢，消除自由基，有养颜美容的作用。红糖中的氨基酸、纤维素含量非常高，能促进表皮恢复，补充皮肤营养，使肌肤保持水嫩弹性，并且还有调节色素的作用，能减少色素堆积，祛斑美白。

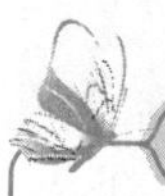

细节提示

红糖中的糖含量非常大，消化不良者和糖尿病患者不宜食用，老人也要谨慎食用。另外，吃药时不宜用糖水送服。

栗香南瓜芡实羹

俗话说“病来如山倒，病去如抽丝”，这也告诫我们：生病容易祛病难，平时注意养护身体，防止疾病发生，比生了病再治疗更重要。这道羹中，就加入了一道对人体非常有益的药材，具有很强的调理身体的作用。

芡实是一种非常常见的中药材，是植物芡的成熟种仁。芡实为观叶植物，颗粒饱满均匀，适用于多种病症。芡实中的营养价值非常丰富，其中含有很多的微量元素和特殊的营养素，药用价值、食用价值都非常高。板栗是我国最早栽培的果树之一，已经有了几千年的栽培历史，其果实中含有糖、淀粉、蛋白质、脂肪及多种维生素、矿物质等多种营养素，并且板栗中的糖类、淀粉含量非常高。

1. 制作食谱

主料：板栗50克，南瓜500克，鲜芡实10克。

辅料：高汤、鸡粉、生粉、盐、上汤适量。

制作方法：

① 南瓜放入锅中蒸10分钟，切去一小块，挖去中间部分，形成碗状；南瓜肉搅成蓉。

② 板栗放入水中浸泡、剥去外衣；然后用沸水汆2分钟；将板栗放入锅中，然后加入上汤、鸡粉、盐，大火蒸；20分钟后取出磨成蓉。

③ 锅内放入高汤，用生粉勾芡，然后装入南瓜即可。

2. 食谱功效

① 板栗的营养价值

板栗中的碳水化合物含量较高，能为人体提供能量，促进脂肪代谢，有益气健脾、补肠强胃的功效。板栗中含有丰富的维生素C，能维持牙齿、骨骼的营养供给，还能预防骨质疏松、腰腿酸软等疾病。另外，板栗还有很强的延缓衰老的作用。

② 芡实的营养价值

芡实味甘性平，入脾、肾、胃经。芡实具有补中益气的作用，其效用和莲子相仿，适用于慢性泄泻、女性腰酸等病症。芡实味道有些干涩，有补脾止泄的作用。芡实还具有抵抗衰老的作用，中国自古以来就用芡实来保持活力和青春。

细节提示

芡实性涩，不能一次食用过多，否则很容易造成消化不良。

韩国鱿鱼羹

癌症是人类最可怕的杀手之一，无论是哪种癌症都十分痛苦，而且都很难治愈。这也警示我们，平时应该多吃一些能防癌、抗癌的食物。这道美味羹就把抗病能力非常强的红萝卜与鱿鱼放到了一起，其效果非常好。

鱿鱼是一种软体动物，乌贼的一种。鱿鱼有大头，十根触足，一般生活在深约20米的海洋中。鱿鱼肉质细嫩，口感极佳，是一种名贵的海产品，并且鱿鱼还有很高的营养价值。金针花可以食用、可以观赏，还可以入药，其花味清香，是很有名的碱性食品，食用范围非常广泛。但是观赏用的金针花大都带有毒性，不能轻易食用。红萝卜是一种颜色颇为鲜艳的萝卜，其营养价值非常高。选择红萝卜，越新鲜辣味越淡，也就越好。

1. 制作食谱

主料：鱿鱼500克，香菇3个，干金针花10克，金针菇30克，红萝卜50克。

辅料：柴鱼片、油蒜酥、高汤、香菜叶、盐、白砂糖、鸡粉、太白粉、辣油适量。

制作方法：

① 鱿鱼洗净，头部切成小块，身体划出花纹，再切成小片。

② 香菇泡软后切成丝；金针菇、干金针花洗净后去蒂；把这些材料与红萝卜丝汆烫至熟；然后放入高汤中煮沸。

③ 锅内加入盐、白砂糖、鸡粉、柴鱼片、油蒜酥、鱿鱼片等，大火煮沸。

④ 太白粉和水调匀，然后缓缓淋入汤中；汤再次滚沸后加入香菜叶、辣油

即可。

2. 食谱功效

① 鱿鱼的营养价值

鱿鱼中的钙、磷、铁等元素含量丰富，有利于骨骼强健和发育，可以治疗贫血，很适合怀孕女性和哺乳期女性食用。鱿鱼中的胆固醇含量较高，但是其中还含有大量的牛磺酸，能抑制人体对胆固醇的吸收，防止胆固醇累积。而且鱿鱼中的脂肪含量非常低。另外，食用鱿鱼还能预防心脑血管疾病、胆结石等疾病。鱿鱼中含有大量的欧米伽3—脂肪酸、铜、锌、B族维生素，有助于人体对钙的吸收，缓解偏头痛。

② 红萝卜的营养价值

红萝卜有很强的降低血脂、胆固醇，调节血压、软化血管的效果，并且还能预防冠心病、肾结石等疾病。而且红萝卜籽也具有一定的降血压作用。红萝卜中含有多种酶，能帮助消化，并且红萝卜中的很多物质都呈碱性，能中和胃酸，保持酸碱度的平衡，维持体液正常。红萝卜中还含有芥子油、膳食纤维等成分，能促进消化、增进食欲，还有减肥的效果。另外红萝卜对很多细菌，比如链球菌、葡萄球菌、大肠杆菌等都有抑制作用，还含有能够保护胃黏膜的硫氰化物，能有效预防消化道疾病。

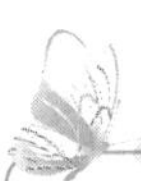

细节提示

鱿鱼是一种海产品，其中含有一种多肽，会影响肠胃的蠕动。高温能破坏掉这种物质，所以鱿鱼一定要做熟之后才能吃。

山竹桃胶蔓越莓雪耳羹

酸酸甜甜是很多女性的最爱，而这道羹品就能满足你的这个需求。赶快亲自动手做一下，一边品尝美味，一边瘦下来。

桃胶是桃树或山桃树分泌出来的树脂。树脂溢出后经过收集、水浸、洗去杂质、晒干就形成了树胶，其主要成分是半乳糖、α－葡萄糖醛酸、鼠李糖等物质。山竹是指植物山竹的果实，原产于东南亚。山竹结果十分缓慢，而且对周围环境要求非常严格，所以异常贵重，很多地方人们称山竹为“果中皇后”。山竹的果实大小和柿子相仿，果壳呈深紫色，非常厚，果肉洁白晶莹，与大蒜瓣非常相似，味清甜甘香，微酸性凉，是热带水果中的珍品。

1. 制作食谱

主料：山竹 3 个，桃胶 15 克。

辅料：银耳、蔓越莓、冰糖适量。

制作方法：

① 略微清洗一下桃胶，然后放到水中浸泡一天；把桃胶放入清水中慢慢冲洗。

② 将银耳泡发，撕成小块；剥开山竹。

③ 锅中放入水，然后放入银耳、桃胶煮 30 分钟，直至软烂；然后放入冰糖。

④ 出锅之前加入蔓越莓、山竹，片刻后关火盛出。

2. 食谱功效

① 山竹的营养价值

山竹含有大量的叶酸、脂肪、蛋白质粉等，这些物质对人体有利，尤其是怀孕女性。山竹性凉，有很强的降热解燥作用，夏季吃一些山竹，能清暑去热，排出热毒。山竹中含有丰富的膳食纤维、糖类、维生素、矿物元素，有利于皮肤的滋养，若皮肤生疮或者长青春痘，多吃山竹能有效地改善皮肤。山竹的气味很淡，但含有很多特殊物质，有抗氧化、强身健体的作用。

② 桃胶的营养价值

桃胶味甘苦、平、无毒，入大肠、膀胱经。古时候，医学上经常用桃胶来治疗石淋、痢疾等疾病。现在，桃胶一般用来养颜美容，是一种物美价廉的美白食品。

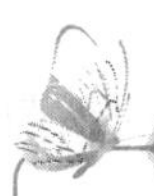

细节提示

山竹不宜多吃，这是因为山竹中含有很多的纤维素，食用过度会吸水膨胀，引起便秘。并且山竹中还有一种有毒物质，食用过多会增加酸中毒的概率。

莼菜鱼羹

鳕鱼肉比较细嫩，不适合日常的烹饪方法，炒、炖都会使其过烂，大大降低口感。这道鳕鱼羹在保证口感的同时，还保留了其中的营养。

莼菜又叫菁菜，是一种草本植物，鲜美滑嫩，也是一种珍贵的蔬菜。莼菜中的胶质蛋白、碳水化合物含量都十分丰富，具有极高的药用价值、实用价值。鳕鱼是一类鱼的总称，主要分布在大西洋。鳕鱼是世界捕捞量最大的鱼类之一，食用价值和经济价值非常高。鳕鱼肉质白细鲜嫩、清爽不腻，很多区域都把鳕鱼当做主要食用鱼。北欧甚至称它们为“餐桌上的营养师”，其营养价值可见一斑。

1. 制作食谱

主料：莼菜100克，鳕鱼500克。

辅料：蛋清、枸杞子、麻油、绍酒、胡椒粉、蒜蓉、香菜、干淀粉适量。

制作方法：

① 鳕鱼洗净切成小块，用淀粉、蛋清、盐、味精裹匀；莼菜洗净后焯水。

② 在锅中加入水，然后加入盐、味精、绍酒、枸杞子、莼菜；锅开后加入鱼丁和蛋清。

③ 即将熟时，加入麻油、香菜、蒜蓉、胡椒粉即可。

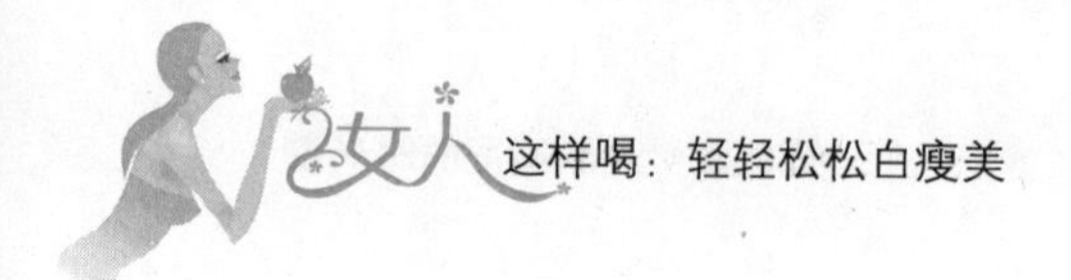

2. 食谱功效

① 莼菜的营养价值

莼菜中含有多种营养素和多缩戊糖，清热解毒作用十分明显，有抑制细菌生长、清胃火、泻肠热的作用。莼菜的黏液中含有大量多糖，能抑制肿瘤，所以多吃莼菜能提高身体的防癌、抗癌能力。莼菜中含有维生素 B_{12}，是维持细胞正常生命活动的关键物质，能够用来防止贫血、肝炎、肝硬化等恶性疾病。莼菜中的锌含量丰富，能促进智力的发育，还能提高免疫能力。另外，莼菜中还含有一种酸性糖，能提高脾脏功能，预防疾病。

② 鳕鱼的营养价值

鳕鱼中的蛋白质含量非常高，而脂肪含量非常低，很适合肥胖女性食用。鳕鱼肝脏的含油量非常高，其中还含有大量的 DHA、DPA、维生素 A、维生素 D、维生素 E，而且与人类所需量的比例非常吻合。鳕鱼肝油对结核杆菌有很强的抑制作用，有阻止细菌繁殖、杀灭细菌的作用。鳕鱼肉中含有大量的镁元素和钙元素，能够保护人体心血管系统，预防高血压等血管疾病，也是补钙的首选食品。

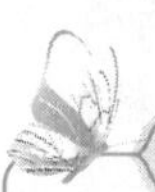

细节提示

鳕鱼肉很嫩，但不适于痛风、尿酸过高者食用。

海参鱼肚羹

精细的制作过程往往能增加我们的喜悦，一道复杂的经典美味，不仅是一道菜肴，也是我们的成绩。这道海参鱼肚羹，制作有些复杂，但是很适合我们在闲暇之余，放松自己，享受精致生活。

鱼肚是鱼用来控制沉浮的器官，属于四大海味之一，更是“八珍”之一，是很多经典美味的主原料。鱼肚的营养价值很高，富含蛋白质、脂肪、多糖物质，是一种美味，而且有极高的药用价值，对多种疾病都有防治效用。咸鸭蛋是由新鲜鸭蛋腌制得到的蛋制品，咸鸭蛋蛋壳呈青色，因此也叫“青蛋”，其风味特殊，色、香、味俱佳，十分诱人。咸鸭蛋营养丰富，其主要成分为脂肪、蛋白质、维生素、钙、磷、铁等微量元素，易消化吸收，老少皆宜。海参是一种名贵海产动物，因为它的功效能够与人参相媲美，所以人们叫它海参。海参肉质软嫩，是一种高蛋白、低脂肪食物，而且海参口感柔美，风味高雅，在正式的场合，它往往是餐桌最后的主角。

1. 制作食谱

主料：海参400克，鱼肚50克，咸鸭蛋300克。

辅料：猪油、料酒、盐、味精、胡椒粉、大葱、姜、淀粉、鸡油、小麦面粉适量。

制作方法：

① 葱、姜洗净，葱一半切成葱花、姜一半切成末；咸鸭蛋去皮，切成小块。

② 先用油把鱼肚浸软，然后放到温水中彻底发透；再放到开水中浸泡，待鱼肚完全吸足水分后捞出，切成小条；然后对鱼肚反复清洗，直至没有油质为止，然后浸到冷水中。

③ 将海参洗净，放入盘中，然后放入拍碎的葱和姜；蒸熟后，挑出刺皮，并择成小块。

④ 锅内放入油，然后放入姜末、葱花；随即放入海参、烹料酒，加入鸡汤、盐、味精、煮熟的鱼肚、胡椒粉等，并加入湿淀粉调稀勾芡。

⑤ 锅中加入鸡油、咸蛋黄炒热，然后撒到海参鱼肚上即可。

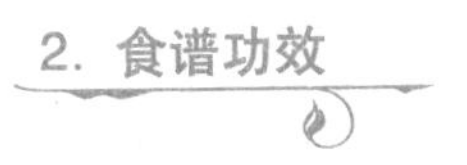

2. 食谱功效

① 海参的营养价值

海参有助产催乳、益智健脑的作用。海参中含有EPA和DHA这两种不饱和脂肪酸，DHA对大脑发育至关重要，而且还能提高记忆力，脑力活动量大的女性食用大有益处。海参中含有大量的海参毒素，这是一种高效抗毒素，对人体

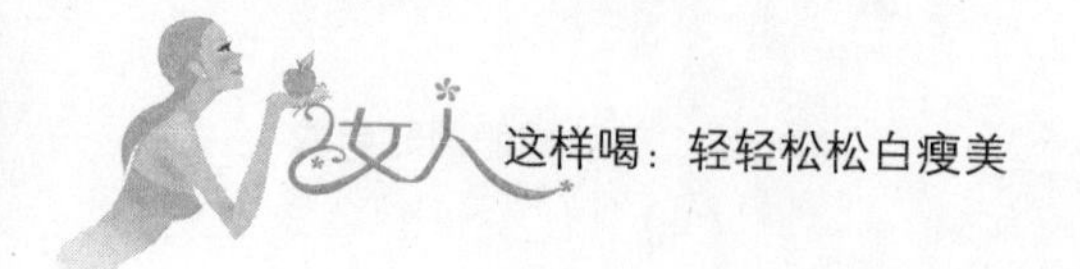

无害，但能抑制癌细胞的分裂生长，预防各种癌症，比如肝癌、肺癌、胃癌、淋巴癌等，还能用来辅助癌症的治疗。海参中的微量元素含量非常高，能预防骨质增生等病症，比较适合办公室女性。并且海参还能促进伤口愈合，是术后病人恢复的首选食物。

② 鱼肚的营养价值

鱼肚味甘、性平，入肾、肝经；鱼肚中的蛋白质、胶质、磷、钙含量都很高，是美容养颜的佳品，并且鱼肚还能治疗女性月经不调，非常适合女性。鱼肚的药用价值极高，能够用来治疗疮疖、无名肿毒、皮肤破裂、腰酸背痛、胃病、肺结核、百日咳、再生障碍性贫血、气管炎、产妇血崩、产后腹痛等疾病，有滋养筋脉、散瘀消肿的功效，是产后女性调养身体的首选食物。

③ 咸鸭蛋的营养价值

咸鸭蛋中一般都会有蛋黄油，蛋黄油中含有卵黄素及胡萝卜素，而且咸鸭蛋中的钙、铁等矿物质含量非常丰富，能有效地预防贫血，保证骨骼发育，尤其适于夏日食用，有清热解毒的作用。咸鸭蛋中的蛋白质含量非常高，具有大补虚劳、强壮身体的作用。咸鸭蛋中还含有大量的维生素 B_2，润肺美肤效果非常明显，尤其适合病后体虚、咽干喉痛的女性食用。

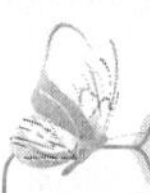

细节提示

孕妇、脾阳不足者不宜多吃咸鸭蛋，并且咸鸭蛋中盐含量非常高，所以在食用过后要多补充水分。

枇杷银耳羹

羹是一种十分精美的食物，不但具有美感，而且还有很高的营养价值。我们常喝的羹，一般都是以蔬菜、肉、蛋类为主要原料，而这道羹却以水果作了主要原料，不但看上去十分精致，而且口感还十分甜美。

枇杷是我国的一种本土水果，原产于我国东南部，因为其果实与乐器琵琶很相似，所以叫枇杷。枇杷也是一种园艺观赏植物，公园、庭院均可种植，尤其是在水边。枇杷果实成熟时，颜色如黄杏，在果皮表面有绒毛，味道甘美，还能入药。银耳是一种菌类，主要生长在阔叶树的腐木上。银耳实体为纯白色，呈半透明，柔软而且有弹性。我们购买的银耳是干制品，质量轻、硬而脆，食用之前需要把它们泡在水中。银耳不仅是餐桌上的珍品，也是医学上的良药，对多种疾病都有防治作用。

1. 制作食谱

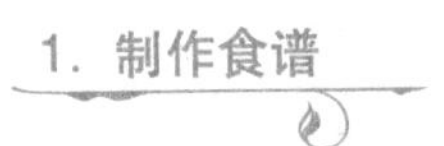

主料：枇杷 2 个，银耳 20 克。

辅料：冰糖适量。

制作方法：

① 将银耳泡在水中；泡软后，切去黄硬的根部；再浸泡在清水中。

② 把银耳和部分清水一同放入碗中，放入笼屉中；蒸至银耳黏滑熟透。

③ 枇杷洗净去核、去皮，切成小丁；把银耳冰糖放入锅中，烧沸后加入枇杷肉丁；搅拌均匀即可。

2. 食谱功效

① 枇杷的营养价值

枇杷中的有机酸含量非常高，能促进消化腺分泌消化液，促进消化增进食欲，而且枇杷中的糖含量也十分丰富，能够为身体提供能量，保证基本的能量需要。枇杷中含有苦杏仁甙，有润肺止咳的功效。枇杷中的维生素和矿物质含量非常丰富，能保护视力、保持肌肤滋润、预防癌症。

② 银耳的营养价值

银耳中的天然植物性胶质含量很多，能去除脸部色素，保持肌肤的水嫩洁白。银耳中的膳食纤维含量极高，能促进肠胃蠕动，减少脂肪吸收，清脂减肥，并且还能增强人体对放疗、化疗的忍耐力。

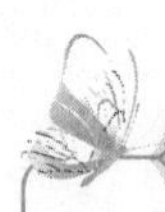

细节提示

枇杷中的苦杏仁甙是一种有毒物质，轻量能够治疗咳嗽，但如果大量食用枇杷，很容易引起中毒。并且枇杷中的糖含量非常多，所以肥胖症患者不要吃过多的枇杷。

第八章

精致浓香的保健茶

茶是世界三大无酒精饮料之一，也有一定的药用价值，我国很早就有用茶来解毒的记录。世界范围内的很多人也都有饮茶的习惯。但是并不是所有的人都知道，不同的茶功效也不同，适应的人群也不完全相同。根据自己身体的需要来选择茶，才能保证茶的保健功效。

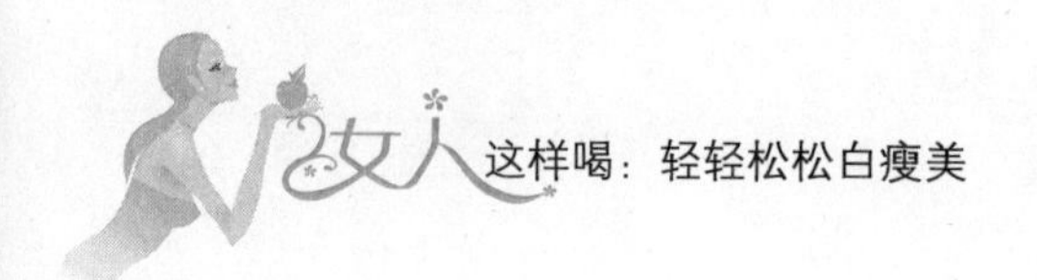

金银花千日红茶

夏季十分炎热，人体很容易积攒热毒，也很容易上火，诱发各种疾病。夏天，清凉去火也就成了人们保持身体健康的关键。炎炎夏日，这道茶品我们就不能错过了。金银花、菊花、千日红等，都有清热解毒的作用，夏季非常适合女性朋友饮用。

金银花既是植物，也是药材。金银花初开时为白色，后来转为黄色，所以叫金银花。我们茶中所用的花为其干燥花蕾或初开的花。金银花甘香清热，而且不伤胃，能治疗多种病症。千日红是热带和亚热带常见花，我国长江以南种植比较普遍。千日红整植株上都有白色的硬毛，花朵为紫红色，非常漂亮，经常作为药用植物。菊花是人工培育的名贵观赏花卉，所以也有人称它为“艺菊”，品种也是多种多样。菊花中含有水苏碱、刺槐甙、胆碱、葡萄糖甙等成分，其挥发油中还有菊酮、龙脑等物质。

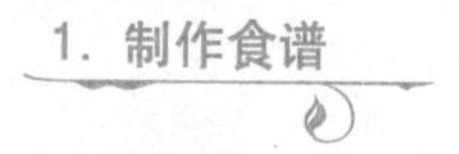

1. 制作食谱

主料：金银花5克，千日红3克，沸水500毫升。

辅料：菊花、百合适量。

制作方法：

① 把材料都放到一起，加入沸水。

② 10分钟左右，即可饮用。

2. 食谱功效

① 金银花的营养价值

金银花对多种病菌都有一定的抵抗作用，比如金黄色葡萄球菌、伤寒杆菌、霍乱弧菌等，能防治多种由病菌引起的疾病，尤其是对咽喉部的细菌具有极强的抵抗能力。金银花有减肥的功能，想要减肥去脂的女性可以经常饮用。金银花还具有凉血止痢的作用，能够用来治疗暑热症、流感、下痢脓血、急慢性扁桃体炎等病症。

② 千日红的营养价值

千日红的药用价值很高，泡在茶中有祛痰平喘，治疗肺病、呼吸道疾病的作用，作为花茶饮用，还能治疗支气管炎等疾病。千日红中还有多种氨基酸、维生素和矿物元素，具有明目散结、清新润肺、解郁降火、通经络、消炎祛斑的作用。

③ 菊花的营养价值

菊花具有平肝明目、清热止咳的功效，还能调节心律失常。另外，菊花还有抗病毒的成分，能抑制多种毒素产生，促进身体排出毒素和代谢垃圾。菊花能增强谷胱甘肽的活性，提高其抗氧化作用，并且菊花还有助于清除体内的自由基，有保护细胞、延缓衰老的功效。

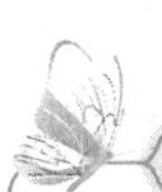

细节提示

菊花茶属寒性，体质阳虚者不宜长期饮用。有很多人用菊花来治疗高血压，虽然有一定的效果，但是要注意方法，不能滥用，以免引起不良反应。

迷迭香茶

双腿是非常体现女性魅力的地方，可是瘦腿并不是那么容易。运动瘦腿不但会占用很多时间，还会塑造一个强壮的身体，这不是一个美丽女性应该有的样子。想瘦腿，那么这道简单精致的茶品就不容错过了。

迷迭香叶的茶香味很浓，经常被用在烹饪调味上，也可以用来泡花茶喝。迷迭香有很强的观赏性，所以有些家庭常把它布置在室内来净化空气。在很多地方，马鞭草都被视为神圣的花，把马鞭草种在农田中，还能防止杂草滋生，防止草荒。马鞭草的药用价值十分高，对多种疾病都有防治作用。柠檬草具有一种柠檬香味，是腌菜的必备香料，多放入汤、甜酒中食用。柠檬草芳香的气味具有极强的杀菌、杀毒作用，很受医学界推崇。

1. 制作食谱

主料： 马鞭草5克，迷迭香5克，柠檬草3克，沸水500毫升。

辅料： 薄荷微量。

制作方法：

① 将马鞭草撕碎；与迷迭香、柠檬草、薄荷混匀，装入袋中。

② 将茶包放入杯中，冲入沸水；闻到香味后即可饮用。

2. 食谱功效

① 马鞭草的营养价值

马鞭草中有β-谷甾醇和马鞭草甙等物质，有一定的镇咳作用，其中马鞭草甙还能抑制神经末梢兴奋，有促进乳汁分泌的作用。马鞭草茶性凉，有苦味，具有提神、促消化、平心静气的效用，还能消除腿部浮肿，非常适合经常坐着的女性饮用。并且，马鞭草还有治疗皮肤病症，提高人体免疫力的作用，适合办公室女性、想要瘦腿的女性饮用。

② 迷迭香的营养价值

迷迭香有很强的抗氧化作用，抗氧化的主要物质有鼠尾草酸、鼠尾草酚、迷迭香酸等，能延缓衰老。迷迭香茶具有很浓郁的香味，能缓解大脑疲劳，治疗头痛，还有助于保持头脑清醒，增强记忆力，健忘的女性可以常喝迷迭香茶。迷迭香还具有治疗消化不良和胃痛的功效，还能促进新陈代谢、血液循环。

③ 柠檬草的营养价值

柠檬草茶具有健胃、利尿、防止贫血的作用，经常饮用，还能健脾健胃、帮助消化。柠檬草茶具有一定的抗菌能力，能够治疗霍乱、慢性腹泻等疾病，有助于保持皮肤的滋润弹性。柠檬草中含有大量的维生素C，不但有助于明眼，还有助于保证皮肤的弹性光滑。柠檬草还具有促进血液循环、调节油脂分泌的作用，对油性皮肤的女性尤其适用，经常饮用，能增强免疫力。

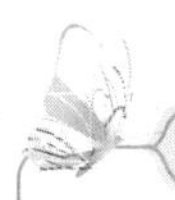

细节提示

马鞭草有微弱的毒性。体质敏感的女性饮用后容易出现恶心、头痛、呕吐等症状，所以需要谨慎饮用，而且不宜大量饮用。

西洋参菊花茶

美白亮丽的皮肤、纤瘦的身体，是美丽女性的标志。要想瘦下来的同时还保证健康，也并不简单，一定量的营养补充非常重要。这道茶品中加入了很多营养物质，不但有润肤纤体的功效，还能为身体补充各种营养。

西洋参又叫花旗参，是人参的一种，原产于北美洲。西洋参的效用成分很高，有多种食用方法，不仅可以放入饮食中，还能研磨成末泡茶喝。山楂是我国河北地区的重要果树，其果实用处非常广泛。山楂果实小，肉厚皮红，非常娇艳，所以它又有“红果”的别名，在古代山楂又叫“果子药”，有多种功效。山楂味道极酸，不宜生食，但是其中含有大量的果胶和红色素，所以用途非常广泛。

1. 制作食谱

主料：干山楂15克，西洋参5克，菊花5克，沸水500毫升。

辅料：蜂蜜、桂圆、枸杞适量。

制作方法：

① 取出桂圆肉；清洗山楂、菊花、枸杞。

② 将所有材料都混到一起，放入沸水。

③ 五分钟后倒入蜂蜜搅匀即可。

2. 食谱功效

① 西洋参的营养价值

西洋参有增进食欲、强身健体的效果。有些女性朋友很瘦，体质偏弱，容易生病，可以多喝西洋参茶。西洋参对神经系统有调节作用，其中含有的皂甙，就有静心凝神、增强记忆力的作用。另外，西洋参对心血管疾病还有调节作用，经常服用，能有效地抵抗心律失常、心肌缺血等疾病，还能治疗冠心病、脑血栓等疾病。西洋参还有一定的抗癌作用，能强化机体的免疫力，并且西洋参还能降低血糖，调节胰岛素分泌，防病的同时还能防治肥胖。

② 山楂的营养价值

山楂能促进食物的消化吸收。山楂的强心效果十分明显，还能降血脂、降胆固醇，对高血压、动脉硬化等疾病还有一定的疗效。另外，山楂中还有促进骨骼发育的成分，并且，山楂中还有很多的钙，能为身体补充钙质。

细节提示

有些人不适合服用西洋参，容易出现畏寒、腹痛腹泻、食欲不振等现象，需要加以注意。另外，在服用西洋参期间不宜喝咖啡，会降低西洋参的效用。

洛神花果茶

梨子是一种常见的水果，清甜爽口，夏秋季节吃上一个，不仅补水，还能清热去火。但是梨子的凉性很大，很多人不适合食用。没关系，那我们就把它们泡在茶中喝。赶快来尝尝这道“水果茶”吧！

洛神花又叫玫瑰茄，是一种一年生草本植物，原产于西非、印度。到了洛神花开花季节时，多种颜色互相呼应，非常漂亮，有“植物红宝石”的美誉。洛神花色泽艳丽、微香、味酸，有美容的功效，其中含有大量的维生素C、柠檬酸、有机酸、蛋白质等，还含有丰富且全面的氨基酸，对人体极好。雪花梨是河北省的土特产，距今已经有了两千多年的栽培历史。雪花梨肉洁白如玉，酷似雪花，脆嫩多汁，爽脆可口，雪花梨中含有大量的蛋白质、脂肪、果酸，还含有大量的矿物质和微量元素。

1. 制作食谱

主料：洛神干花5朵，雪花梨1/4个，热水700毫升。

辅料：冰糖、小枣、金桔适量。

制作方法：

① 用温水温壶，然后放入洛神干花、冰糖、雪梨丁、红枣、金桔。

② 加入热水冲泡，等颜色开始改变即可饮用。

2. 食谱功效

① 洛神花的营养价值

洛神花有平肝降火、生津止渴、清脂减肥、醒脑安神、抵抗衰老的作用。洛神花中含有木槿酸，有治疗心脏病、高血压的功效，还能降低血脂。洛神花还有一定的驱虫作用，并能促进胆汁分泌、刺激肠壁蠕动。洛神花中含有类黄酮素花青素、异黄酮等成分，能降低胆固醇、防止血栓形成，预防心血管疾病。

② 雪花梨的营养价值

雪花梨具有清热解毒、润燥止咳的功效。梨中含有丰富的B族维生素，能降低血压、保护肝脏，预防各种疾病，还有助于保持肌肤的水嫩和头发的健康。雪花梨性凉，而且含有配糖体、鞣酸等多种成分，能够增进食欲、祛痰止咳、促使血压恢复正常。另外，雪花梨中还含有大量的果胶，非常有利于消化，而且还能抑制亚硝胺的合成，有利于防癌、抗癌。

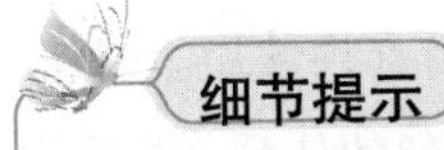

细节提示

洛神花中的有机酸含量过多，胃酸过多的人不宜大量饮用。雪花梨性寒凉，不宜一次性吃太多，而肠炎、糖尿病患者更要谨慎食用。

玫瑰罗汉果茶

玫瑰是爱情的象征，娇艳美丽，也是很多人的最爱。玫瑰花不仅有欣赏价值，其药用价值和经济价值更是出众。喝玫瑰花茶就能喝出美肤亮丽的自己，赶快冲一杯吧。

玫瑰娇艳美丽，枝杆多刺，是美丽和爱情的象征，备受人们喜爱。玫瑰花可以提炼玫瑰油，玫瑰花有浓郁的香味，其中含有香茅醇、橙花醇、鞣质、脂肪油等多种成分。罗汉果被称为“神仙果”，其营养含量非常丰富，其中的维生素C含量极高，还含有糖类、蛋白质、维生素等营养成分。不但药用价值高，而且用途还非常广泛。

1. 制作食谱

主料：罗汉果1/4个，玫瑰花6朵，洛神花3朵。

辅料：苹果、果酱、水适量。

制作方法：

① 将苹果洗净，切成小块；放入沸水中煮5分钟；取用得到的汁液。

② 把玫瑰花和洛神花都放入杯中，用苹果水冲泡。

③ 然后在其中加入果酱调味即可。

2. 食谱功效

① 玫瑰花的营养价值

玫瑰花味甘微苦、性微温，归肝、脾、胃经；具有疏肝调经的功效。玫瑰花中有多种有效成分，能治疗痤疮和粉刺，保持皮肤光滑柔嫩。玫瑰茶具有消炎杀菌、改善体质、缓和情绪、调节内分泌的作用，非常适合女性饮用。另外，玫瑰花还具有润肠通便的作用，能促进身体排毒，是美容养颜的佳品，具有丰胸、调经的功效。

② 罗汉果的营养价值

罗汉果中含有D－甘露醇，有止咳作用。而且罗汉果还能治疗脑水肿，药效持续时间还很长。罗汉果可用于治疗大面积烧伤和烫伤，防治急性肾功能衰竭、急性青光眼等疾病。罗汉果茶能调节肾上腺素分泌，而且能够调节肠管运动。罗汉果中含有一种甜味素，但是不会升高血糖，也不会产生热量，是减肥女性的理想饮料。

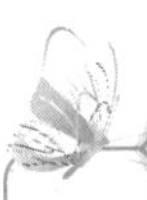

细节提示

玫瑰花茶有活血化瘀的功效，所以经期的女性不宜饮用，而且玫瑰花茶不宜长期饮用。

百草茶

肝脏是人体的重要器官，它担负着解毒的重担，一旦肝脏出现了病症，那么身体的其他组织或者器官也会出现问题。养肝是一项艰巨而长期的任务，需要我们注意日常生活的方方面面。这道百草茶集合了多种草药，不但能够强化肝功能，还能帮助肝脏分解毒素。

牛大力是一种豆藤属植物，其主要成分是蛋白质、淀粉质及生物碱，根是一种药材，经常用在煲汤中。牛大力长于幽山深谷之中，药用价值极高。鸡骨草是我国华南的一种常见植物，多放入汤中，有一定的食疗作用。鸡骨草中含有大豆皂醇、槐花二醇、甘草次酸、相思子碱等多种物质，有清热健胃的功能。龙吐珠原产于西非，其花形奇特，龙吐珠会在夏季吐出一颗又一颗红珠，这也是它们得名的原因，所开的花颜色十分鲜艳，是室内栽培观赏花卉，在公园里也很常见，整株草都有药用价值。

1. 制作食谱

主料：牛大力7克，鸡骨草7克，龙吐珠5克。

辅料：蛇舌草、金钱草、水适量。

制作方法：

① 将所有材料清洗干净，放入锅中，并加入水；把水煮开，然后转为小火煮1小时。

② 把汁液与材料分离即可饮用。

2. 食谱功效

① 牛大力的营养价值

牛大力性甘、味平，归肺、肾经，有补虚润肺，强筋活络的作用，主要用于治疗腰肌劳损、肺热、肺虚咳嗽、肺结核、慢性肝炎等疾病，非常适合吸烟或者经常出入厨房的女性食用，还有强化肝脏的功效。

② 鸡骨草的营养价值

鸡骨草能够刺激平滑肌，提高其耐性。鸡骨草的抗菌抗毒效果十分明显，所以多用来治疗感冒等症状。而且鸡骨草还有促进消化，治疗腹胀、乳房肿胀的作用。

③ 龙吐珠的营养价值

龙吐珠有清热、解毒、消肿的功效，能够用来治疗跌打损伤等病症。另外，龙吐珠与其他草药搭配服用，可治疗咯血下血、痢疾、胃湿热等疾病。

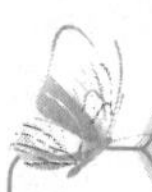

细节提示

花茶不能随意搭配，这是因为不同的花茶其中含有的营养物质也不一样，混合在一起容易发生反应。轻者降低功效营养，重者则影响身体健康。

百合桔梗菊花茶

一道美丽浓香的花茶不但能养护我们的身体，还能促进食欲，给我们一个好心情。桔梗、百合、菊花，配上样子奇特的胖大海会是什么样子呢？一起来看一看吧！

桔梗是一株多年生草本植物，花暗蓝色或暗紫色，是一种观赏花卉，也是一种珍稀花卉。桔梗是一种传统中药材，药食两用，可以当做野菜食用，也可以入药，有多种作用。胖大海是梧桐科植物的种子，果实成熟后会开裂，采集种子晒干即可。胖大海有清热润肺、利咽解毒、润肠通便的作用，能够用来治疗干咳无痰、热结便秘、头痛目赤等病症。菊花是中国十大名花之一，在我国有三千年的栽种历史。在中国的古典文化中，梅、兰、竹、菊合称为“四君子”，占有重要地位。菊花有一定的食用价值，经常服用还能让身体散发香气。

1. 制作食谱

主料：桔梗5克，百合5克，菊花3克。

辅料：炙甘草、胖大海、冰糖、水适量。

制作方法：

① 将桔梗、百合、菊花、炙甘草、胖大海装入一个小袋中。

② 用开水浸泡，然后放入冰糖即可。

2. 食谱功效

① 桔梗的营养价值

桔梗能增加呼吸道的黏液量，祛痰作用明显，而且桔梗中还含有桔梗皂甙，有很强的镇咳作用。桔梗有降低血糖的作用，并且能抑制胃液分泌，防治溃疡。桔梗虽然没有直接的杀菌作用，但是它们能够增加吞噬细胞的活力，加强其吞噬能力，还能增强白细胞的杀菌力，保证身体不受细菌的侵扰。另外，桔梗还有镇静、镇痛和解热的作用，适合病人服用。

② 菊花的营养价值

菊花能够增强血管的通透性，增加其抵抗力，对皮肤很有利。菊花中含有三萜烯二醇、三醇等物质，有抗炎作用。另外，大量研究也表明菊花有很强的抗肿瘤作用，能预防肺癌、肾癌、卵巢癌、白血病等多种癌症。

③ 胖大海的营养价值

胖大海有温和的泻下作用，这是因为胖大海能刺激肠胃蠕动，从而引起下泻。服用胖大海茶，能辅助治疗便秘，促进身体排便、排毒。胖大海对咽喉有很强的保护作用，能治疗声带息肉、声带小结、烟酒刺激导致的音哑等病症，使女性的声音更甜美。

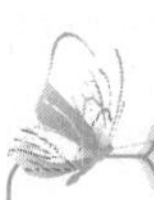

细节提示

胖大海有一定的药用价值，但是不能随意食用，否则会危及生命。并且胖大海还有一定的毒性，会损害肾脏，诱发过敏反应等，对身体健康也是一个威胁。

太子参百合灵芝茶

下面的这道茶品可以说是祛病强身的良药，经济价值和药用价值都值得一提。太子参是人参的一种，灵芝是著名的名贵草药。这两种珍贵草药放到一起，味道十分独特。

太子参又名童参，是一种有保健作用的中药材。太子参中的微量元素含量异常丰富，其中的氨基酸、糖类含量也很高。太子参药用价值极高，在临床上经常使用。灵芝又称灵芝草，是一年生真菌，因为灵芝能治疗多种病症，而且灵通神效，所以叫它灵芝。灵芝是传统中药材，也是珍贵药材，药用价值极高。灵芝中的蛋白质、氨基酸含量非常多，而且还有生物碱、甾醇、内酯、树脂及甘露醇等特殊物质。麦冬又叫麦门冬，是一种多年生草本植物，麦冬的根粗壮，其纺锤状肉质小块即为入药部分。麦冬的主要成分是麦冬皂甙、黄酮类化合物、挥发油，还有单糖类和寡糖类等物质。麦冬味甘、微苦，有滋阴生津、清心除烦的功效。

1. 制作食谱

主料：太子参1克，百合1克，灵芝1克。

辅料：麦冬、桑叶、水适量。

制作方法：

① 将所有材料都装入一个小袋内。

② 开水冲泡，即可。

2. 食谱功效

① 太子参的营养价值

太子参性平、味甘、微苦，非常适合口干舌燥、心悸失眠、体疲乏力的人食用。太子参也有补气生津的作用，并且其药力平稳，持续力很强，非常适合慢性病人调养身体，尤其适合脾胃虚弱之人补身。

② 灵芝的营养价值

灵芝中含有多糖，具有调节血糖、降血压、降血脂的作用，另外灵芝还能调节身体代谢，消除体内自由基，具有很强的抗氧化、抗衰老能力。灵芝中还含有三萜类物质，能抑制组织胺的释放，杀死癌细胞，还能保护肝脏，抵抗过敏。灵芝能提高身体的免疫能力，抵抗各种病菌，而且灵芝抗癌杀毒没有毒副作用，这是很多药物都不具备的优点。灵芝能扩张冠状动脉、改善心肌微循环，增强氧气和养分的供给，防治各种心血管疾病。灵芝对中枢神经还有抑制作用，能治疗神经衰弱和失眠，提高睡眠质量。

③ 麦冬的营养价值

麦冬能提高人体的抗缺氧能力，增加心肺功能，调节心律，改善心肌收缩力。麦冬还有极强的抗菌能力，对白色葡萄球菌、大肠杆菌及伤寒杆菌等常见病菌都有一定的抵抗作用。另外，麦冬还有调节胰岛素分泌、调节血糖、平心静气、提高机体免疫力的作用。

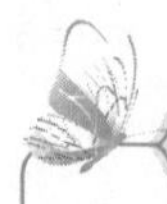

细节提示

灵芝虽然对身体大为有益，但也不是在任何情况下都适用，病人手术前后，或者正在大出血的病人都不适合服用灵芝。久病初愈，身体内积累了大量药物的人，也不适宜服用灵芝。麦冬性寒，脾胃虚寒、腹泻便溏、消化不良者不宜饮用。

决明子甘草茶

眼睛是人体最重要的器官之一，是我们获取周围信息的重要渠道。但是现代的节奏和方式给眼睛增加了巨大的负担，尤其是经常坐在电脑前的女性朋友。如果你的眼睛总感觉疲劳、视物不清，那就赶快冲一杯决明子甘草茶吧！

决明子茶是一种常见茶，决明子花呈黄色，有明目的功效，所以人们叫它们决明子。决明子味苦、甘、咸，性微寒，入肝、肾、大肠经，有减肥、明目、通便、利尿的功效。甘草是一种常见中药材。甘草的药用部分是根茎，气微、味甜而特殊，药用范围十分广泛，需求量非常巨大，在各种草药中位列榜首。绿茶是指茶树新叶没有经过发酵，而经过杀青、揉拧、干燥等工序制成的茶，其色泽大多呈绿色，所以称绿茶。绿茶是中国的主要茶类之一，其中含有较多的儿茶素、叶绿素、氨基酸、维生素等营养成分，其特殊效果，其他茶类远远不及。

1. 制作食谱

主料：决明子10克，甘草5克，绿茶5克，沸水500毫升。

制作方法：

① 在锅中放入水，把决明子放入其中煮；听到有微爆声，看到微微鼓起，闻到香气时，取出决明子，晾干。

② 将决明子、甘草、绿茶放入茶壶中，用开水冲泡。

③ 15分钟左右，滤除茶叶汁即可。

2. 食谱功效

① 决明子的营养价值

决明子与其他花茶搭配，有很强的排毒、去油腻作用，能清热平肝，降脂、降血压，有祛痘的作用，还能有效缓解疲劳，适合需要长时间坐在电脑前面的女性饮用。决明子还有通便的作用，能促进身体排便，排除毒素和各种垃圾。并且决明子还有很强的杀菌作用，对葡萄球菌、伤寒杆菌、大肠杆菌等都有抑制作用，而且，决明子还有一定的解毒功能，这就分担了一部分肝脏的解毒任务，无形中就达到了保肝、护肝的目的。还有决明子能增强身体的免疫系统功能，保证身体健康。

② 甘草的营养价值

甘草中有类似肾上腺皮质激素的物质，能抑制胃酸过多的情况，并有抗酸、缓解胃肠平滑肌的作用。甘草中含有黄酮、甘草次酸等，有显著的镇咳、祛痰作用，还能保护咽喉和气管，治疗支气管炎。甘草中含有甘草素，能调整女性更年期的症状，这是因为甘草素是一种类似激素的物质，能调节女性体内的激素含量。

③ 绿茶的营养价值

绿茶中含有茶多酚，有很强的抗氧化、抗衰老的作用，能清除人体自由基，而且茶多酚能阻断脂质过氧化反应，降低酶活性，还有促进脂肪代谢的作用，能有效地降低血管内的甘油三酯、脂肪沉积，防止肥胖和各种心血管疾病。绿茶中的有些物质能够阻止亚硝酸铵等致癌物质形成，具有一定的抗癌作用，对胃癌、肠癌都有一定的防治效果。绿茶还有一定的抗病杀菌的作用，能消炎止泻，清除身体内的毒素，并促进身体排出毒素。

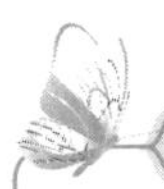

细节提示

决明子性寒凉，有泄泻作用，不适合脾胃虚寒者、低血压者服用。而且决明子不宜长期饮用，其中的大黄酚、大黄素容易引起肠道疾病。怀孕女性不宜大量喝绿茶，因为茶叶中的多酚、咖啡因对胎儿很不利，尤其是对胎儿的智力发育不利。

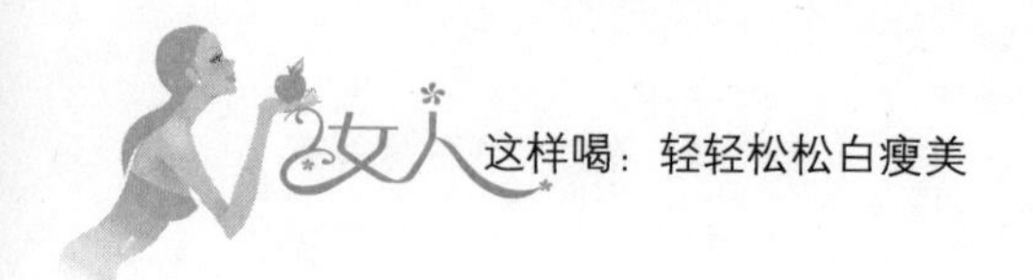

甘菊菩提茶

充足、质量良好的睡眠是健康的基础。睡眠不仅是在修复疲劳，更是在让身体的器官组织休养生息。可是因为各种各样的原因，很多女性朋友的睡眠质量都不好，最终影响生活、工作等多个方面。如果你也有失眠的困扰，不妨冲一杯甘菊菩提茶，保证你能安心入睡。

菩提叶是菩提树上的叶子，原产于地中海，菩提树在夏季开花的时候，会散发出浓郁的香味。菩提叶中含有大量的维生素C，对人体大有好处，烘干的菩提叶是淡绿色的，是一种非常受欢迎的餐后茶，有舒缓情绪、辅助睡眠的作用。洋甘菊是菊科植物，其中间是黄色，花瓣呈白色，有毛茸茸的叶片。洋甘菊是一种非常受欢迎的保健药品，能缓解发炎、头痛，还能治疗失眠。

1. 制作食谱

主料：菩提叶5克，洋甘菊5克，沸水300毫升。

制作方法：

① 菩提叶、洋甘菊混合后放入杯中，用沸水冲泡。

② 当闻到香气时，即可饮用。

2. 食谱功效

① 菩提叶的营养价值

菩提叶中含有生物类黄酮物质，能显著改善睡眠，安神静心。菩提叶还有利便、促进新陈代谢的作用，能维持肠道的健康，保证消化道的机能，而且菩提叶能够净化人体，促进排便和废弃物的排出，防止肥胖，消除色斑和皱纹，是非常不错的日常饮用茶。另外，菩提叶中还有能够降血压、防动脉硬化的物质。

② 洋甘菊的营养价值

洋甘菊味微苦、甘香。洋甘菊有明显的提神作用，能增强记忆力，降低胆固醇的含量。洋甘菊还能治疗支气管炎、缓解头痛、肌肉痛，还能中和胃酸，达到舒缓神经的作用，还能缓和感冒期间的各种病症，促进睡眠。洋甘菊能刺激白细胞的生成，增强免疫能力，治疗贫血，还能缓解各种肠道疾病，所以经常用来治疗胃炎、腹泻、胃溃疡、胀气、肠炎等病症。

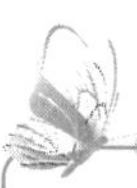

细节提示

洋甘菊有通经的作用，所以孕妇要避免服用，而且洋甘菊不宜过量长期服用。

金钱黄柏茶

结石是一种非常痛苦的疾病，很多人也是谈“石”色变。结石的产生也是多方面共同影响的结果，与食物、生活方式、饮水等都密切相关。沏一杯金钱黄柏茶，能轻松排出身体内的结石，让你免受结石的困扰。

金钱草也叫镜面草，不仅是一种茶，还是一种草药。夏秋两季采集，晒干之后切成段即可。金钱草主要产于云南地区，其叶子呈深绿色，叶子中央上方的叶柄处有一个原点，原点周围有向四周辐射的叶脉，非常精致漂亮，具有清热、利湿、消肿解毒的功效。黄柏是黄皮树或黄檗的树皮，也叫“川黄柏”“关黄柏”。黄柏气微，味甚苦，还略有黏性，有清热、解毒、疗疮的作用。

1. 制作食谱

主料：金钱草 2 克，黄柏 2 克，沸水 300 毫升。

制作方法：

① 金钱草、黄柏放入杯中，冲入沸水。

② 10 分钟后即可饮用。

2. 食谱功效

① 金钱草的营养价值

金钱草最显著的作用就是排石，用于治疗肝胆结石、尿路结石、黄疸等疾病。金钱草能增加输尿管的压力，促进排尿，并对输尿管结石产生挤压和冲击作用，促使结石排出。并且尿路结石的主要成分是水草酸钙，金钱草中就含有能抑制水草酸钙的成分。不仅如此，金钱草还具有清热解毒、消炎抗炎的功效，非常适合夏季饮用。

② 黄柏的营养价值

黄柏中含有小檗碱，这种物质有抗菌的作用，对黄色葡萄球菌、肺炎球菌、草绿色链球菌、溶血性链球菌、脑膜炎球菌、霍乱弧菌、炭疽杆菌、枯草杆菌、破伤风杆菌都有抑制作用，并且黄柏还有一定的杀真菌作用。

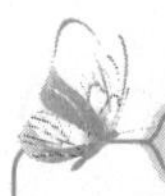

细节提示

黄柏有一定的促泄作用，脾虚胃弱者不宜长期大量服用。

蒲公英郁金茶

皮肤是人体最大的器官，它们担负着保护内脏的重任，与外界环境接触也最紧密，所以肌肤很容易受到伤害。淤血、划伤，不仅降低了美感，还破坏了肌肤的健康。沏一杯蒲公英郁金茶，为你的肌肤多提供一份保护、多一份营养吧！

蒲公英是一种多年生草本植物，它的种子上有白色绒球，能够随风飘散，这也是它的繁衍方式。蒲公英中含有蒲公英醇、蒲公英素、有机酸、菊糖等物质，而且还含有大量蛋白质、微量元素及维生素等营养素，是可以生吃炒食、做汤入药的植物。郁金是一种草本植物，根茎肥大，呈黄色，是一种常见茶品。川七是一种蔓生植物，原产于巴西，在我国很多地方都有栽培。川七可食用，其嫩叶、珠芽、根部块茎都能食用；川七还可以药用，能治疗多种疾病，非常适合普通家庭。白芷对气候要求比较高，分布范围相对狭窄，主要生长在长江中下游平原、四川盆地的局部地区。表面为灰黄或棕黄颜色，质地结实，有浓郁的芳香气味，药用功效十分强大。

1. 制作食谱

主料：蒲公英11克，郁金15克，川七15克，沸水700毫升。

辅料：白芷、甜菊叶适量。

制作方法：

① 将所有材料都放入一个小包中，用水过滤后再放入杯中。

② 用沸水冲泡，浸泡15分钟左右，即可饮用。

2. 食谱功效

① 蒲公英的营养价值

蒲公英中含有大量的钾离子，能调节体液的浓度，有利尿作用。其中含有丰富的胡萝卜素和维生素C及矿物质，能有效地改善消化不良、便秘的症状。蒲公英的叶子有治疗湿疹、皮肤炎、关节不适的功效；而根具有消炎的作用，能治疗胆结石、风湿等疾病。另外，蒲公英具有一定的杀菌作用，而且还能提高身体的免疫力，美容功效也十分显著。

② 郁金的营养价值

中医认为：郁金味辛、苦，性凉；归心、肝、胆经。郁金有浓郁的香气，能够通透全身，具有活血化瘀、疏肝解郁、清热凉血的功效，医学上经常用来治疗月经不调、跌打损伤、热病神昏、血淋、黄疸等疾病。并且郁金还有降血脂、抗真菌的作用。

③ 川七的营养价值

川七中含有丰富的蛋白质、维生素、胡萝卜素，而且还含有铁、钙、锌等微量元素，有活血散瘀，健胃保肝的作用。而且川七还能明显缩短凝血时间，治疗出血症。

④ 白芷的营养价值

白芷能够改善人体的血液循环，促进细胞代谢，有很强的美白作用，而且白芷还能清除色斑、治疗皮肤疱痍疥癣等疾病，是美容美白女性的最佳选择。白芷还有解热、镇痛与抗炎的作用，能治疗发热、中耳炎等疾病，而且白芷还能强化心血管功能，有扩张血管、增强心脏活力的作用，能有效防治各种心血管疾病。另外，白芷还能促进人体脂肪的代谢，抑制热量转化为脂肪，所以常喝白芷茶能避免肥胖。

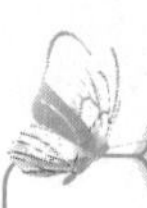

细节提示

蒲公英不宜过量服用，否则容易引起恶心、呕吐、泄泻等症状。郁金不宜长期大量服用，而且孕妇不宜服用。

茉莉薰衣草茶

巨大的压力让很多现代女性喘不过气来，几乎所有的时间都在忙碌。冲一杯茉莉薰衣草茶，不但香气十分浓郁，而且醒脑安神，能轻松化解你的压力。

茉莉是我们非常熟悉的一种花卉，在我国分布十分广泛。茉莉喜欢温暖湿润和光照充足的环境，其花朵颜色洁白，香气十分浓郁。茉莉花不仅能够观赏，还能够做茶或者入药。茉莉花的香味十分浓烈，其含有苯甲醇、茉莉花素、芳樟醇、素馨内酯等多种物质。紫罗兰原产于地中海，目前在我国分布很广泛，是一种观赏性很强的植物，经常出现在春季花坛、盆栽中。紫罗兰叶子呈圆形或倒披针形，颜色很多，而且香气十分浓烈。薰衣草原产于地中海，其叶形花色精致典雅，而且很耐寒冷，适合庭院种植。薰衣草的功效非常多，其花穗能制作成干花和饰品；有香味的花能制作香包；放在存放衣物的储藏室中，还能防止虫蛀。

1. 制作食谱

主料：茉莉10克，紫罗兰5克，薰衣草5克，沸水500毫升。

辅料：玫瑰、菩提、金盏花适量。

制作方法：

① 将这些原料混合在一起，然后装入布袋中。

② 将布袋放入杯中，加入沸水；有香味喷出后即可饮用。

2. 食谱功效

① 茉莉的营养价值

茉莉花中的挥发油成分非常复杂，有抑制中枢神经、解郁散结、缓解胸腹胀痛、止痛的作用。而且茉莉花还有很强的抑制细菌、清热解毒的作用，经常饮用茉莉花有清肝明目、抗癌、防辐射、通便利水、延年益寿、降血压的作用。

② 紫罗兰的营养价值

紫罗兰花茶有消除疲劳、促进伤口愈合、治疗口臭、清除宿便、调节气血的功效。紫罗兰茶还有很强的降脂减肥、排毒养颜的作用，对皮肤和眼睛都很好。另外，紫罗兰茶还有治疗呼吸系统疾病、祛痰止咳、润肺、美白肌肤的功效，非常适合女性朋友饮用。

③ 薰衣草的营养价值

薰衣草有软化血管的作用，能防止多种心血管疾病，而且还能用于治疗失眠。薰衣草有一种独特的清香，能提神醒脑，增强记忆力，提高学习能力。而且熏衣草的香味还能调节神经，稳定情绪，不但能治疗失眠，还有修身养性的作用。经常饮用薰衣草茶，还能促进血液循环、滋养秀发、提高免疫力，而且还能起到保护呼吸道的作用。

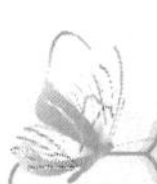

细节提示

在冲薰衣草茶的时候，不要使用金属器皿，因为金属会与其中的某些营养物质产生反应，影响其药效。

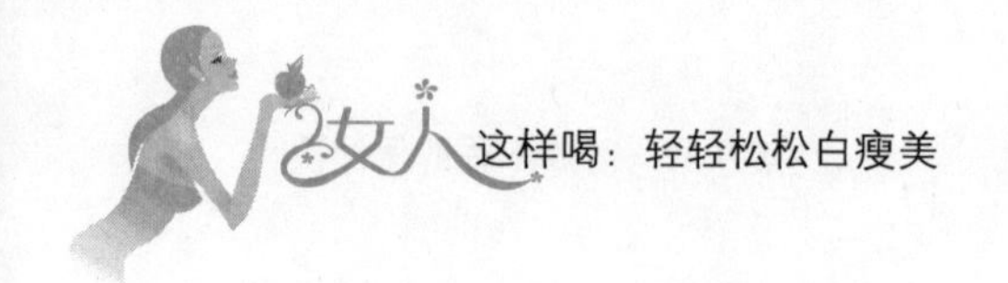

红巧梅金盏桃花茶

在现实生活中，有很多美艳的花朵，它们不但能够欣赏，还具有很强的疗效。这道美丽精致的花茶，精选了多种常见美丽的花朵，不但香气浓郁，还能美白祛斑。

红巧梅又叫妃子红茶，原产于我国新疆地区，是历代宫廷贡品之一，产量非常稀少。冲泡后的红巧梅茶，花瓣舒展、花型优美、颜色鲜艳、赏心悦目，不但能够饮用，还特别具有观赏性。金盏花又名金盏菊，原产于欧洲，是花园和盆栽的常见花卉，品种繁多。金盏花的植株偏矮，花色鲜艳而且花期很长，所以应用范围非常广，而且金盏花也是一种常见的花茶。桃花是我们最熟悉的一种花，其主要分为果桃和花桃两类。桃树是中国传统园林花木，姿态优美，古朴典雅，花朵色彩艳丽，是一种极具观赏性的花卉。

1. 制作食谱

主料：红巧梅5克，金盏花5克，桃花5克，沸水700毫升。

辅料：玫瑰、勿忘我、千日红适量。

制作方法：

① 将花茶混合在一起。

② 加入热水浸泡，5分钟后即可饮用。

2. 食谱功效

① 红巧梅的营养价值

红巧梅茶非常适合女性朋友饮用，红巧梅茶能够调节内分泌，具有解郁降火、通经络、健脾胃的作用，还能治疗由内分泌失调引起的黄褐斑、雀斑、肝斑，美白效果十分明显。红巧梅茶能帮助身体抵抗阳光和电脑辐射，经常饮用，能提高身体的免疫力，延缓衰老。有痛经表现的女性，提前饮用，能有效缓解疼痛，长期饮用，效果更明显。

② 金盏花的营养价值

金盏花能明显增强皮肤的愈合能力，有杀菌、治理发炎暗疮、缩小毛孔、修护疤痕的功效，促进皮肤的健康。而且金盏花还能促进皮肤的新陈代谢，保持皮肤滋润。金盏花中含有很多黄酮类物质，具有抗氧化、消炎、抗病毒的功效。感冒时饮用，还能清凉降火、退烧，而且金盏花有补肝的作用，能缓和酒精中毒。

③ 桃花的营养价值

桃花的美容作用非常明显，其中含有很多的山柰酚、豆精和维生素等物质，这些物质能改善血液循环，促进皮肤营养供给，扩张血管，疏通脉络，从而加快有色物质排泄，防止黑色素沉积，预防黄褐斑、雀斑、黑斑等，而且还能增强皮肤的抗病能力和光滑性，非常适合想要美白的女性饮用。

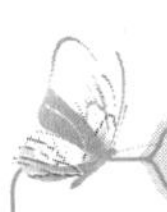

细节提示

脾胃虚寒、腹泻患者不宜长期、大量服用红巧梅。